내 몸 내가 지키는 특급 비책
나는 몸신이다

9대 암 극복 프로젝트

나는 몸신이다
9대 암 극복 프로젝트

1판 1쇄 발행 2017년 3월 21일 | 1판 5쇄 발행 2023년 9월 27일

지은이 채널A 〈나는 몸신이다〉 제작팀
발행인 임채청

펴낸곳 동아일보사 | **등록** 1968.11.9(1-75) | **주소** 서울시 서대문구 충정로 29(03737)
팩스 02-361-0979 | **편집** 02-361-1087
인쇄 중앙문화인쇄

저작권 ⓒ 2017 채널A 〈나는 몸신이다〉 제작팀
편집저작권 ⓒ 2017 동아일보사

이 책은 저작권법에 의해 보호받는 저작물입니다.
저자와 동아일보사의 서면 허락 없이 내용의 일부를 인용하거나 발췌하는 것을 금합니다.
제본, 인쇄가 잘못되거나 파손된 책은 구입하신 곳에서 교환해드립니다.

ISBN 979-11-87194-33-0 13510 | **값** 16,000원

이 도서의 국립중앙도서관 출판예정도서목록(CIP)은 서지정보유통지원시스템
홈페이지(http://seoji.nl.go.kr)와 국가자료공동목록시스템(http://www.nl.go.kr/kolisnet)에서
이용하실 수 있습니다.(CIP제어번호: CIP2017005470)

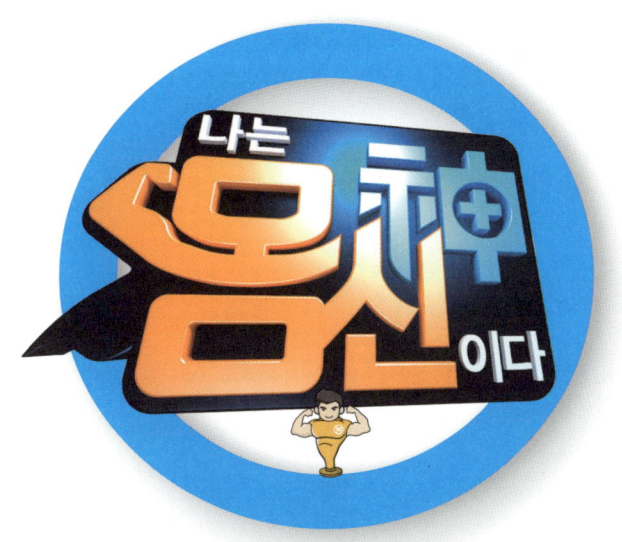

9대 암 극복 프로젝트

채널A 〈나는 몸신이다〉 제작팀 지음

동아일보사

프롤로그
유방암 조기 발견의 행운을 누린,
나는 복 많은 사람!

나는 정말 복이 많은 사람이다. 이 나이 먹도록 살면서 내내 행복하기만 했다는 뜻이 아니다. 남들한테는 부러운 삶이었을지 몰라도 내게도 삶은 무거웠으니까. 그럼에도 스스로를 복 많은 사람이라 믿는 것은 팔순을 넘긴 나이에도 내가 좋아하고 나를 좋아해주는 사람들과 함께 하는 시간이 많기 때문이다. 내가 가진 복 가운데 으뜸은 역시 '몸신 가족'으로 지내게 된 것이라고 생각한다.

처음 '나는 몸신이다'에 출연 제안을 받았을 때만 해도 고정출연할 수 있는 프로그램을 만나게 된 것으로도 기뻤다. 게다가 프로그램 주제에 맞춰 몸 이곳저곳 건강검진까지 해주니 '어디가 안 좋다' 소리 들을까봐 불안하기는 해도 참 고맙다 싶었다. 그러다가 결국엔 유방암 진단을 받는 일이 일어나고 말았다.

2016년 1월의 일이니 고작 1년밖에 지나지 않았건만 내겐 몇 년이 흐른 것처럼 까마득하기만 하다. 유방암 특집을 앞두고 검진을 받으면서는 다른 어느 때보다 마음을 놓았었다. 그 동안도 나이에 비해 꽤 건강하다는 말을 들어왔는데 이 나이에 설마 유방암에 걸리랴 싶었기 때문이다. 그런데 조직검사까지 하는 것을 보고는 뭔가 탈이 나긴 났구나, 내심 각오하고 있던 터였다.

그리고 방송 당일, 오른쪽 가슴에서 1cm쯤 되는 암 덩어리가 발견됐다는 소식을 들었다. 갑자기 스튜디오가 조용해지더니 몸신 가족은 물론 방청객까지 하나둘 울음을 터뜨리기 시작했다. 얼마나 민망하고 미안하던지…. 서른 살, 마흔 살 창창한 나이에 암 걸려 죽는 사람이 부지기수인데 이 나이에 암 걸렸다고 호들갑이라도 떠는 것처럼 보일까봐 몹시 신경 쓰였다. 나는 괜찮다고, 이렇게 발견해줘서 오히려 감사하다고 말은 하면서도 나한테도 이런 일이 닥치는구나 싶고 믿어지지 않기도 하고, 그런 심정이었다.

다행히 일찍 발견한 것이라고 했다. 1기에 막 접어들어 전이도 되지 않았고 성질도 나쁘지 않은 암이라고. 몸신 가족이 아니었으면 꼼짝없이 유방암으로 죽었겠구나 생각하니 간담이 서늘해지는 한편 참 운도 좋다는 생각이 들었다. 더 나쁜 소식을 들었어도 담담해야 할 나이이긴 해도 암 환자가 된다는 건 역시 피하고 싶은 게 인지상정인 것 같다.

프로그램에 명의로 출연해 내 유방암을 발견해준 서울대병원 노동영 선생님께 곧바로 수술을 받았다. 처음엔 부분절제도 가능할지 모른다 하셨는데 정밀검사 결과 전이를 막으려면 오른쪽 가슴 전체를 절제해야 한다고 해서 담담히 받아들였다. 그리고 나는 유방암을 치료하는 대신 한쪽 가슴을 잃었다. 가슴 한쪽 없어도 아쉬울 것 없다고 생각하고 있었으나 수술 후 막상 허전해진 가슴을 마주하는 일이 쉽지는 않았다. 내 나이에도 이렇게 허전하고 적응이 쉽지 않은데 젊은 나이에 가슴 잃어가며 병마와 싸우고 있는 사람들 심정은 오죽할까. 목숨에 지장 없는 상태인데도 내내 걱정하며 곁에 붙어 있는 남편, 자식들을 보고 있자니 암으로 소중한 가족을 잃어야 하는 사람들 심정은 또 어떨까 싶기도 했다.

이렇게 조금만 일찍 발견해도 고통스러운 항암 치료하지 않고 말끔히 나을 수 있는 것을, 차일피일 병원검진 미루다 병마에 시달리고 목숨까지 잃는 사람들 생각하니 조기검진 전도사로 나서고 싶은 마음이었다. 제발 한 살이라도 젊을 때, 평소 건강해서 병 따위는 나와 상관없다 싶을 때부터 미리 조심하고 검진 받고 해서 아까운 나이에 암으로 스러지는 일이 없었으면 좋겠다.

조기 발견의 행운을 누렸다고는 해도 암 수술을 한 데다 나이까지 있으니 몸이 예전만 할까 싶고 다시 방송인 엄앵란으로 살 수는 있으려나 싶어 한동안 마음을 내려놓는 연습을 했었다. 그런데 빨리 회복하려고 운동 열심히 하며 노력한 덕분인지 수술 전보다 오히려 건강해진 느낌마저 들었다. 그리고 두 달 만에 거뜬히 몸신 가족으로 복귀해 열렬한 환영을 받았다.

내가 방송에 폐가 되지 않는 한, 그리고 내 건강이 허락하는 한 앞으로도 몸신 가족으로 살아가고 싶다. 유방암을 조기 발견해 더 오래, 더 건강하게 살고 있는 모범사례가 되고 싶은 마음 반, 모든 시청자가 건강하길 기원하는 잔소리쟁이로 오래오래 남고 싶은 마음 반을 합친 심정이다.

인생 말년에도 방송인 엄앵란으로 살게 해주고 유방암 조기 발견의 행운을 안겨준 제작진과 나를 방송 선배이자 인생의 스승으로 깍듯하게 대해주고 보살펴주는 정은아 MC를 비롯해 우리 몸신 가족 모두에게 감사의 마음을 전한다. 그리고 여전히 내 기운을 북돋아주는 우리 시청자들과 방청객들, 책으로 펴낸 〈나는 몸신이다〉 독자분들께도 한없이 고맙기만 하다.

모두들 사랑합니다. 저는 정말 복 많은 사람이에요.

2017년 3월

몸신 가족 **엄앵란**

프롤로그

유방암 조기 발견의 행운을 누린, 나는 복 많은 사람! ··· 004

암 극복 프로젝트 1 목숨은 물론 여성성까지 위협하는 유방암

	한국 여성의 유방암 증가율 세계 1위	··· 018
SOLUTION 1	유방암 자가 진단법	··· 031
SOLUTION 2	유방암 이기는 청백 푸드	··· 034
	청백 푸드를 이용한 유방암 치유식	

암 극복 프로젝트 2 2분에 1명씩 사망하는 자궁암

	발병률과 사망률 높은 자궁암	··· 044
SOLUTION	자궁암 이겨낸 몸신의 건강 비책	··· 056
	공개! 몸신의 자궁암 치유식	

암 극복 프로젝트 3   한국인이 가장 취약한 공포의 암, 위암

SOLUTION
- 하루 평균 77.5명의 위암 환자 발생 ··· 066
- 위암 이겨낸 몸신 부부의 건강밥상 ··· 080
- 공개! 몸신의 위암 치유식

암 극복 프로젝트 4   17년째 사망률 1위 암으로 악명 높은 폐암

SOLUTION
- 폐암 환자의 75%는 발견 당시 이미 중증 암 환자 ··· 090
- 폐암 극복한 몸신 부부의 항암 식이요법 ··· 100
- 공개! 몸신의 폐암 치유식

암 극복 프로젝트 5   간의 70% 망가져도 증상 없어 더 무서운 간암

SOLUTION
- 발생률은 낮은데 사망률은 높은 침묵의 암 ··· 114
- 간암 극복의 동반자, 간(肝) 편한 밥상 ··· 127
- 공개! 몸신의 간암 치유식

암 극복 프로젝트 6   만만히 봤다가 큰코다치기 쉬운 갑상선암

SOLUTION
- 착한(?) 암의 두 얼굴 ··· 134
- 갑상선 명의가 권하는 셀프 진단법 ··· 147
- 공개! 갑상선 셀프 나비 진단법

암 극복 프로젝트 7	**서구형 암에서 한국형 암으로, 대장암**	
	대장암 발생률 세계 1위국이라는 오명	··· 152
SOLUTION 1	대장암 극복의 일등공신, 컬러푸드	··· 162
	공개! 몸신의 대장암 치유식	
SOLUTION 2	대장암 재발 막고 장 튼튼하게 만드는 고구마 밥	··· 167
	공개! 몸신의 대장암 치유식	

암 극복 프로젝트 8	**황제의 암에서 평민의 암으로, 전립선암**	
	병원 자주 가면 예방 가능한 암	··· 172
SOLUTION	수술 없이 전립선암 이겨낸 건강밥상과 운동법	··· 182
	공개! 몸신의 전립선암 치유식	
	전립선 튼튼 스프링 운동	

암 극복 프로젝트 9	**진단=사망선고 인류 최악의 암, 췌장암**	
	생존율 8%의 벽	··· 192
SOLUTION	생존율 8%의 벽을 넘은 췌장암 극복 밥상	··· 203
	공개! 몸신의 췌장암 치유식	

국민 명의를 소개합니다

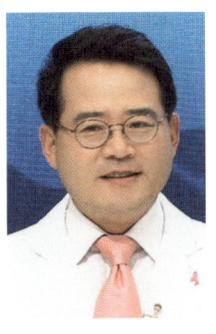

유방암 명의

노동영 서울대학교병원 헬스케어시스템 강남센터 원장

서울대학교 의과대학 및 서울대학교병원 유방암센터 외과교수, 서울대학병원 초대 암병원장을 역임하고 한국유방건강재단 이사장으로 재직했다. 20여 년 동안 1만 여건의 수술을 집도하며 우리나라 유방암 치료율을 최고 수준으로 끌어올리는 데 공헌한 유방암 분야의 최고 권위자다.

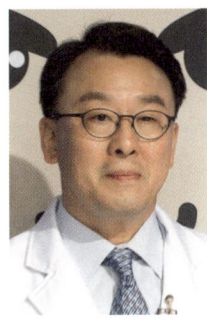

자궁암 명의

송용상 서울대학교 암병원 부인종양 센터장

서울대학교 의과대학 및 서울대학교병원 산부인과 교수, 대한암예방학회 회장, 서울대학교 암연구소 소장을 역임했다. 자궁경부암 백신을 국내에 들여올 때 임상시험을 이끈 연구자 중 한 명으로 10여 편의 교과서를 저술하고 400여 편의 논문을 발표하는 등 자궁암 분야의 최고 권위자로 꼽힌다.

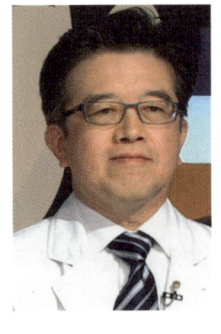

위암 명의

양한광 서울대학교병원 위장관외과 전문의

서울대학교병원 위암센터장과 대한위암학회 이사장으로 재직 중이다. 2015년 미국외과학회(ASA) 명예위원으로 위촉되고 같은 학회에서 꼽는 세계 50인의 외과의사에도 속해 있으며 한국 최초로 유럽외과학회 명예회원으로도 선정되는 등 세계적인 명의로 인정받고 있다.

국민 명의를 소개합니다

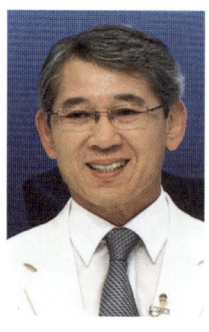

폐암 명의

조재일 삼성서울병원 흉부외과 전문의

삼성서울병원 폐식도암센터장과 대한흉부종양외과학회 회장을 맡고 있다. 2000년 국립암센터에 합류하면서 폐암연구과 책임연구원, 중환자실장, 폐암센터장을 거쳐 국립암센터병원장까지 역임했다. 수술이 어려웠던 3기 폐암에도 수술치료를 적극 도입해 환자의 생존율을 높이는 데 크게 기여했다.

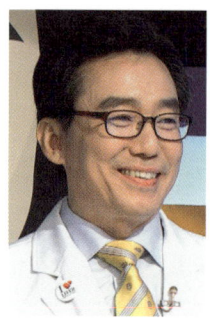

간암 명의

한광협 연세대학교 신촌세브란스병원 소화기내과 전문의

서울대학교 의과대학 및 서울대학교병원 산부인과 교수, 대한암예방학회 회장, 서울대학교 암연구소 소장을 역임했다. 자궁경부암 백신을 국내에 들여올 때 임상시험을 이끈 연구자 중 한 명으로 10여 편의 교과서를 저술하고 400여 편의 논문을 발표하는 등 자궁암 분야의 최고 권위자로 꼽힌다.

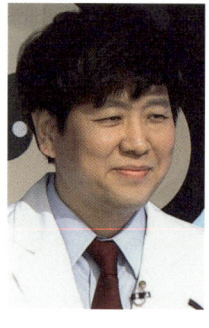

갑상선암 명의

장항석 연세대학교 갑상선외과 교수

강남세브란스병원 갑상선암센터 소장, 대한갑상선학회 학술이사, 대한갑상선내분비외과학회 부회장을 역임했다. 난치성 갑상선암 수술과 치료의 권위자로 까다로운 갑상선암 수술의 치료 성과를 높이는 데 크게 기여했으며 다수의 해외 의료봉사를 통해 한국의 우수한 갑상선암 수술법을 전수하고 있다.

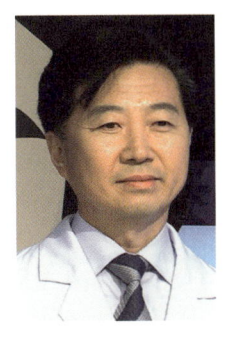

대장암 명의

유창식 서울아산병원 대장항문외과 교수

서울아산병원 암병원장 및 대장암센터장을 맡고 있으며, 연간 600여건 이상의 대장암 및 염증 관련 수술을 집도하고 있다. 대장암 수술 및 다학제 치료의 선구자로 우리나라를 대장암 생존율 세계 1위 국으로 올려놓는 데 크게 기여했다.

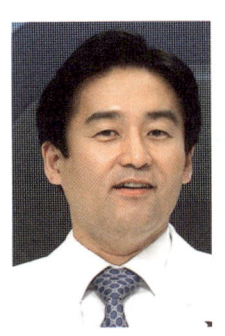

전립선암 명의

나군호 연세대학교 비뇨기과 교수

대한내비뇨기과학회 상임이사를 맡고 있으며 방광암, 전립선암 치료에 적용하는 로봇수술 분야의 권위자다. 19차 세계내비뇨기과학회 최우수 논문상, 97차 미국비뇨기과학회 우수 논문상 등을 수상했으며 활발한 비뇨기 암 연구를 통해 치료율을 높이는 데 앞장서고 있다.

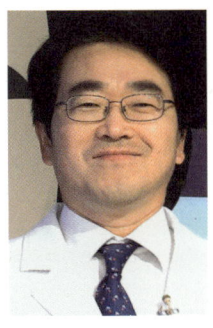

췌장암 명의

한호성 서울대학교 간담췌외과 교수

복강경 내시경을 이용하는 췌장 수술을 처음 도입한 명의다. 한국췌장외과연구회 회장을 역임하고 대한복강경내시경 외과 이사장, 대한종양학회 이사장을 맡고 있으며 고난도의 기술을 요하는 췌장 수술의 성공률을 높이기 위해 다양한 연구 활동에 매진하고 있다.

몸신 가족을 소개합니다

오한진 가정의학과 전문의

어떤 주제를 다뤄도 시청자가 꼭 알아야 할 건강 상식을 콕콕 집어 쉽게 설명해주는 '국민 주치의'. 을지대학교 의과대학 교수로 갱년기와 노년기 건강 분야의 손꼽히는 권위자다.

이진한 의사·의학전문기자

서울대 의대를 졸업한 후 동아일보에 몸담고 있는 몸신 가족이다. 국내외 최신 의학정보를 〈몸신〉을 통해 소개하는 등 의학 트렌드에 발맞춘 프로그램 제작을 가능케 한 일등 공신이다.

한진우 한의사

〈몸신〉에서 다루는 건강정보를 한의학적 관점에서 검증하고 실천 가능한 한의학 건강상식을 일러준다. 서양의학과 한의학 사이에서 중심을 잡아주는 역할을 하고 있다.

임경숙 임상영양학 교수

특정질환 예방부터 각종 신체증상 완화에 이르기까지 건강을 지키는 데 필요한 식습관의 중요성과 관리 요령을 알려주고 있다.

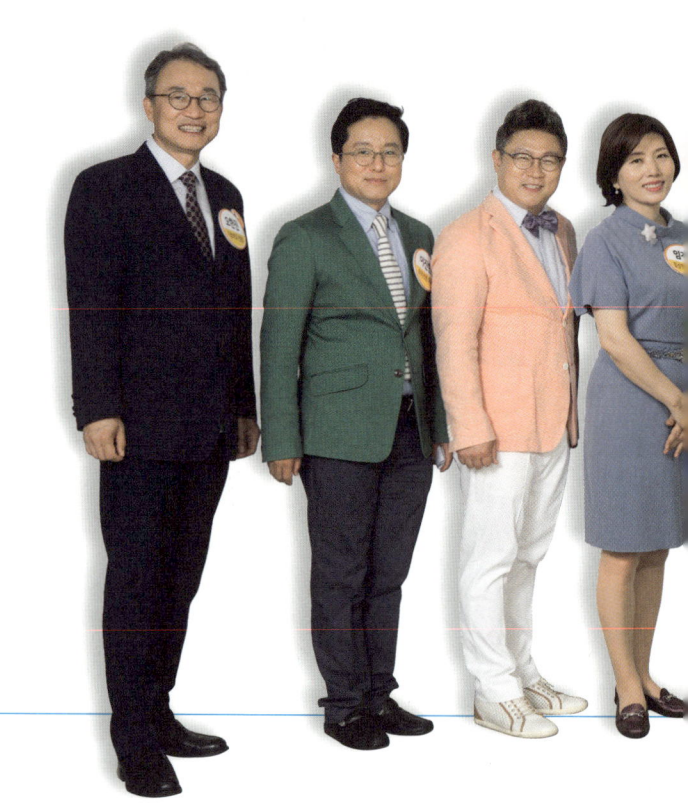

엄앵란 영화배우

방송 중에 유방암이 발견돼 오른쪽 가슴을 절제하는 수술을 받고 투병과정을 공개하기도 한 엄앵란은 더욱 활력 넘치는 모습으로 돌아왔다.

정은아 MC

'건강 전문 MC'. 평소 등산과 웨이트 트레이닝으로 건강관리를 하고 있으며 2010년 보건복지부 건강홍보대사로 임명되기도 했다.

이용식 코미디언

과거 고혈압과 심근경색으로 쓰러져 큰 위기를 겪은 데다 비만 체형이어서 건강 상태가 가장 우려되던 몸신 가족. 그러나 프로그램의 각종 검진 결과 다행히 혈압도, 심장건강 상태도 잘 유지되고 있는 것으로 밝혀졌다.

조민희 탤런트

젊음을 오래 유지하고 싶은 중년 여성들을 대표해 갱년기 증상 예방법부터 피부관리, 몸매관리 요령 등을 꼼꼼하게 묻고 체크하는 몸신 가족이다.

변우민 탤런트

중장년 남성들이 궁금해 할 만한 건강고민을 잘 대변해주고 있는 변우민은 늦은 나이에 얻은 딸을 키우는 아빠답게 아이들 건강 문제에도 관심이 많다.

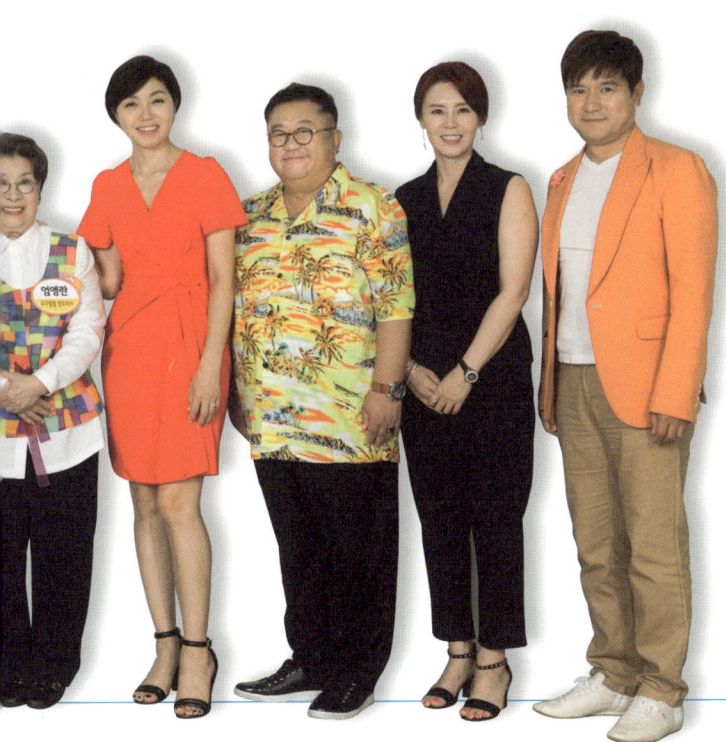

채널A 〈나는 몸신이다〉 56회 유방암

휴대전화 스캔창을 QR 코드에 대면 해당 동영상을 볼 수 있습니다

암 극복 프로젝트 1

목숨은 물론
여성성까지 위협하는
유방암

한국 여성의 유방암 증가율 세계 1위

여성이라면 누구나 '유방암 공포'에 시달리며 살아간다. 전 세계 여성 암의 25.2%를 차지하는 암 1위가 바로 유방암이기 때문이다. 2015년 건강보험심사평가원이 발표한 자료에 따르면 우리나라의 유방암 환자는 14만176명을 헤아린다. 한국 여성 약 25명 가운데 1명이 유방암 환자라는 뜻이다. 더 큰 문제는 세계에서 유방암 증가율이 가장 높은 나라가 바로 우리나라라는 데 있다. 경제협력개발기구(OECD)가 2012년 발표한 헬스데이터에 따르면, 한국의 유방암 환자는 2002년 7500명에서 2008년 1만4000여 명으로 증가했다. 7년 사

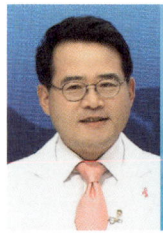

유방암 명의 노동영 서울대학교병원 헬스케어시스템 강남센터 원장
서울대학교 의과대학 및 서울대학교병원 유방암센터 외과교수. 서울대학병원 초대 암병원장을 역임하고 한국유방건강재단 이사장으로 재직했다. 20여 년 동안 1만 여건의 수술을 집도하며 우리나라 유방암 치료율을 최고 수준으로 끌어올리는 데 공헌한 유방암 분야의 최고 권위자다.

이 무려 90.7%나 늘어 OECD 국가 중 유방암 증가율에서 1위를 차지했다. 이는 30.6%의 증가율로 2위를 기록한 일본보다 3배나 높은 수치다.

한국 여성은 왜 이토록 유방암에 취약할까? 유방암은 암 자체의 고통뿐 아니라 유방 절제로 인해 여성성을 상실했다는 정신적 고통까지 수반될 우려가 높은 병이다. 그러므로 나 자신뿐 아니라 내 딸, 내 아내, 우리 엄마를 유방암의 고통으로부터 지키기 위해서는 반드시 예방과 대비가 필요하다.

서구화된 식습관이 유방암 위험 높인다

이처럼 한국이 유방암에 취약한 이유는 나이나 인종 문제가 아니라 식습관의 급격한 변화 때문이다. 한국 여성의 유방암 발병이 주로 40~50대에 많은 것도 이 때문이다. 지금의 40~50대는 서구화된 식습관을 어릴 적부터 경험한 첫 세대로 꼽힌다. 식습관이 급변하면서 여성호르몬(에스트로겐)의 불균형이 유발되고 이전 세대보다 초경이 앞당겨지면서 유방암 발병률이 증가한 것으로 볼 수 있다.

유방암은 여성호르몬의 영향을 받기 때문에 여성호르몬이 몸에서 과다하게 생성되거나 변형이 되면 유방암에 걸릴 가능성이 높아진다. 여성호르몬은 특히 유관의 상피세포인 유선 조직을 증식시키는 역할을 하는데 이 조직이 과하게 증식하면 돌연변이 세포가 생길 확률도 높아져 암 발생율도 증가하게 된다. 초경이 빨라지는 것도 여성호르몬의 영향력을 높이는 요인이 된다. 생리를 하면 평소보다 최대 18배 정도나 많은 여성호르몬에 노출되기 때문에 초경이 빠르거나 폐경이 늦으면 평생 동안의 생리 기간이 길어지는 셈이고 그만큼 여성호르몬의 분비 기간도 늘어나 유방 세포가 증식하면서 암 발생 위험이 높아진다. 초경이 1년 정도 앞당겨지면 유방암 발병률이 5%가량 높아지는 것으로 추산되고 있다.

유방암의 특징

유방암은 말 그대로 유방에 생기는 암으로 유방 내에서만 자라는 양성종양과는 달리 유방 이외에 다른 장기로 퍼져 생명을 위협할 수 있는 악성종양을 가리킨다.

유방암의 주요 발생 부위

유방 내부에는 많은 종류의 세포가 있는데, 그중 모유를 만드는 '소엽'과 소엽에서 만들어진 모유가 유두로 이동하는 길인 '유관'에 분포하는 세포가 가장 위험하다. 전체 유방암의 약 75~85% 정도는 유관 세포에서, 5~10% 정도는 소엽 세포에서 발생하는 것으로 알려져 있다.

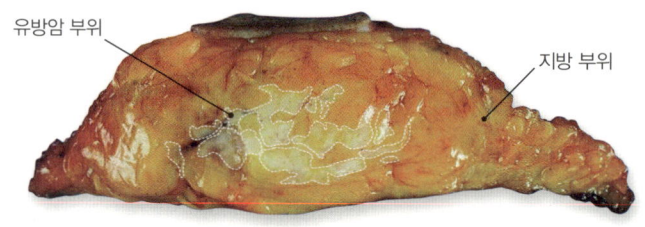

유방에서 떼어낸 실제 암 덩어리

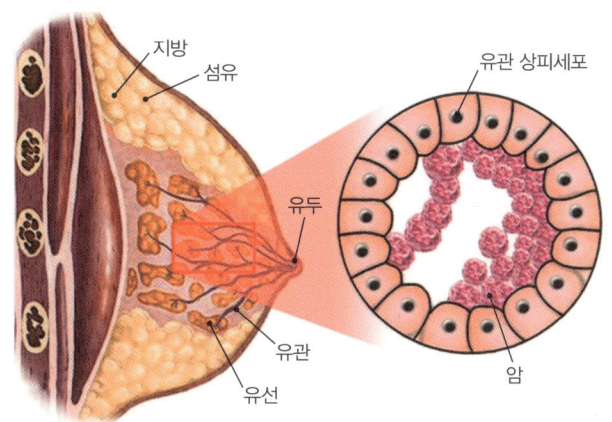

유방암이 생기기 쉬운 소엽(유선)과 유관

유방암 기수에 따른 특징과 생존율

기수	진행상태	5년 생존율	특징
0기		0기	암세포가 보이긴 하지만 아직 다른 조직들 사이로 파고 들지 않은 상태로 이 시기에 조기 발견하면 항암 치료를 진행하지 않아도 됨.
1기		97.2%	종양의 크기가 2cm 미만이고, 겨드랑이 부위 림프절에 전이가 없는 상태.
2기		92%	종양의 크기가 2~5cm 미만이고 림프절 전이가 심하지 않은 상태이거나 종양 크기가 5cm 이상이지만 림프절 전이가 없는 상태.
3기		78.7%	종양 크기가 5cm보다 작지만 림프절 전이가 심한 상태, 혹은 종양 크기가 5cm보다 크고 림프절 전이가 있는 경우로, 림프절에 퍼진 정도가 심해 다른 부위로 전이될 가능성이 높은 상태.
4기		44.1%	암세포가 커져 폐, 뼈, 간 등 다른 장기로 전이가 된 경우.

림프 전이 쉬워 조기 발견이 답!

우리나라의 유방암 치료율은 전 세계에서도 가장 높은 수준을 유지하고 있다. 그만큼 수술법이 발달해 있어서 5년 생존율이 0기에 발견하면 100%, 1기에 발견하면 97.2%로 높다. 그러나 발견 시기가 조금만 늦어도 5년 생존율이 급격히 떨어진다. 전이가 쉬운 암이기 때문이다.

유방의 암세포는 유방 안에서 자라다가 점점 커지면서 혈관이나 림프관까지 침범하게 되는데, 유방 주변으로 혈관과 림프관이 많이 분포해 있어서 전이가 잘 되는 특징을 보인다. 혈관에 침범한 암세포는 혈관을 타고 심장을 거쳐 온몸으로 퍼지고 다른 장기에 자리를 잡아 또 다른 암세포를 키우게 되는데 이렇게 혈관을 통한 암의 전이를 '혈행성 전이'라고 한다.

반면 림프관에 침범한 암세포는 림프관을 타고 온몸으로 흐르다가 림프절에 자리를 잡고 암세포를 증식시키는데, 이를 '림프성 전이'라고 한다. 이렇게 유방에서 자라난 암은 혈관과 림프관을 타고 다른 곳으로 퍼지는데 뼈에 전이되는 경우가 가장 많고 그 다음이 폐, 간, 중추신경계 순이다.

국가암검진사업에서는 유방암 발병률이 가장 높은 40세 이상의 경우 2년 주기로 검진을 받도록 권장하고 있다.

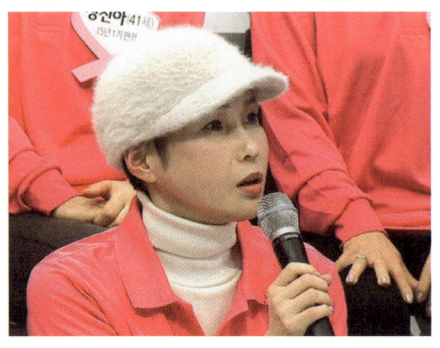

림프로 전이된 유방암 사례자

김선영(43세) 유방암 3기말
2014년 샤워 중 우연히 가슴의 멍울을 발견했다. 검사 결과 암의 크기가 0.8cm여서 기수가 낮을 것으로 예상했지만 수술실에서 확인해보니 무려 19개의 림프로 전이된 상태였다. 현재 림프 제거 수술 후 회복 중이다.

예의 주시해야 하는 유방의 이상증후

유방암은 양성종양과 악성종양으로 나뉜다. 양성은 대개 문제가 되지 않지만 암의 위험이 있는 양성이 관찰될 수도 있으므로 주의해야 한다.

1 낭종(물혹)

낭종은 흔히 '물혹'으로 알려져 있는데, 모유가 지나는 길인 유관이 막혀 늘어난 유관 속에 조직액이 고인 빈 덩어리를 말한다. 유방 조직이 풍부하고 활동이 왕성한 35세 이후 여성에게 주로 발생해 폐경 전까지 증가하다가 폐경 이후 감소한다.

낭종의 크기는 만져지지 않는 매우 작은 크기부터 만져지는 덩어리까지 다양하다. 낭종이 생기는 원인은 잘 알려져 있지 않지만, 소엽이나 미세유관이 팽창하면서 손상되면 생기는 것으로 추측된다. 대부분 유방암과는 관련이 없으며, 치료도 필요치 않지만 일부 여성의 경우 특성에 따라 6개월~1년 간격으로 정기검사가 필요할 수 있다.

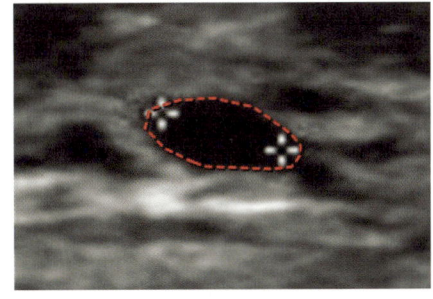

유방의 낭종(물혹)

낭종
유관이 막혀 늘어난 유관 속 조직액이 고인 빈 덩어리

낭종 초음파 사진

2 섬유선종

섬유선종은 유방의 섬유 조직과

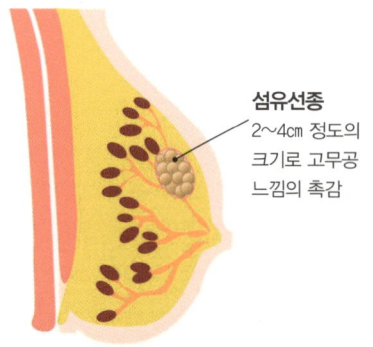

유방의 섬유선종

섬유선종
2~4cm 정도의 크기로 고무공 느낌의 촉감

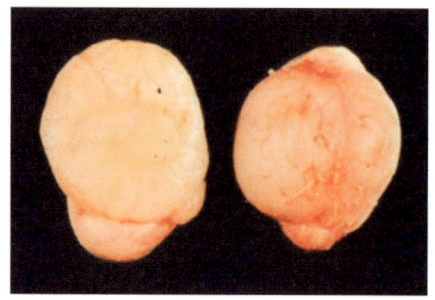

섬유선종 사진

상피 조직이 비정상적으로 많이 자라면서 서서히 커지는 양성종양으로, 모유를 분비하는 유선의 끝부분과 소엽의 안쪽, 바깥에서 흔히 발생한다. 우리나라 여성에게 가장 흔한 유방 질환으로, 30대 이전 젊은 여성에게 생길 확률이 높다.

만지면 덩어리가 둥글고 쉽게 잘 움직이며, 주위 조직과 경계가 분명해서 정상 조직과는 확실히 구분되는 특징을 보인다. 크기는 2~4cm 정도로 고무처럼 단단한 촉감이 느껴지며 통증은 없는 경우가 대부분이다.

섬유선종은 여성호르몬의 영향으로 크기와 증상이 변할 수 있고, 임신과 수유 기간 동안 크기가 자랄 수도 있다. 유방암과의 연관성은 낮아서 특별한 치료 없이 정기검사를 통해 관찰하는 경우가 대부분이지만 암과의 구분이 필요하거나 증상이 심한 경우, 크기가 빨리 자라는 경우에는 조직검사를 하거나 절제를 해야 할 수도 있다.

❸ 관내 유두종

관내 유두종은 모유가 지나는 유관이 늘어나면서 안쪽에 용종이 생기는 질환으로, 유두에서 맑은 분비물이나 혈액 같은 분비물이 나오는 증상이 나타난다. 주로 35~55세 사이 폐경기 전후 여성에게서 잘 나타나며, 덩어리가 만져지기도 하지만 지름 0.5cm 이하의 작은 덩어리여서 잘 만져지지 않는 경우가 많다. 임상 진단이나 영상 검사만으로는 악성과 양성의 구분이 어려우므로 관내 유두종이 의심되면 조직검사를 실시하고, 결과에 따라 유두종과 해당 유관을 일부 절제하는 수술을 해야 한다.

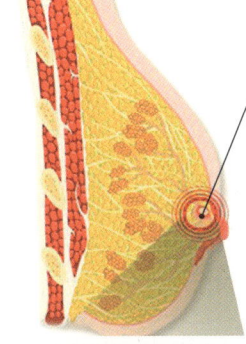

관내 유두종

관내 유두종
유관이 늘어나면서 생긴 용종으로 유두에서 분비물이 나오는 증상

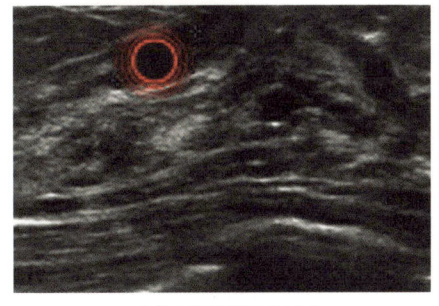

관내 유두종 초음파 사진

4 유방 석회화

유방 석회화는 유방 촬영술로 확인할 수 있는 대표적인 이상 소견으로, 촬영 사진을 보면 석회가루를 뿌려놓은 것 같은 특징이 나타난다. 석회는 유방 조직에 칼슘 성분이 가라앉거나 들러붙으면서 생기는데 유선 조직의 성질이 변해서 나타날 수도 있고, 수유를 할 때 쌓인 모유 찌꺼기 때문에 생길 수도 있다.

유방 촬영에서 석회화가 발견된 경우, 석회의 모양이나 특징 등을 분석해 암과 관련이 없는 양성 석회인지 여부를 판정해야 한다. 그 결과 양성 석회로 판정되면 유방암과는 관련이 없으며, 치료할 필요도 없다. 반면 암과의 관련성이 의심되는 것으로 판정되면 석회가 있는 부위의 유방 조직을 일부 절제

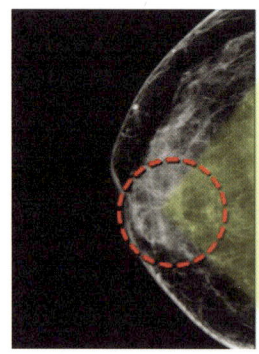 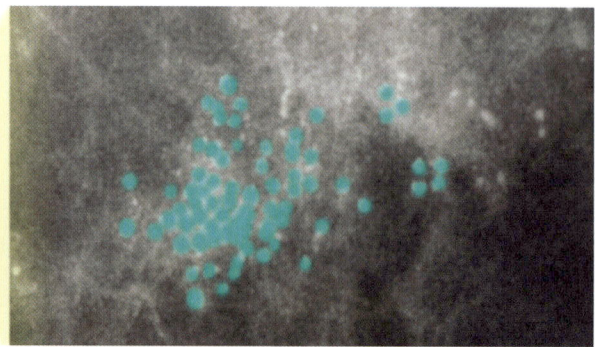

유방 석회화

해 조직검사를 하는 것이 안전하다. 석회 자체가 암으로 발전하거나 유방암의 위험을 높이는 요인은 아니지만 유방암이나 상피내암 등이 발생했다는 하나의 신호일 수 있다.

암세포들이 빠르게 증식하게 되면 암 가운데 부위로 혈액공급이 안 돼 암세포의 일부가 죽으면서 석회화로 나타나기 때문이다. 특히 촬영검사에서 발견된 미세석회 모양이 선형이면서 가지를 치는 형태를 보이는 경우 악성일 가능성이 높으므로 조직검사 등 추가 검사가 필요하다.

유방암 검사 및 진단

유방암 검사는 유방 촬영술과 유방 초음파를 기본으로 하고 이상 소견이 발견되면 조직검사를 진행하는 것이 일반적이다. 조직검사 결과, 악성종양이나 암으로 판정되면 환자의 상태에 따라 수술, 항암 치료, 방사선 치료, 호르몬 치료를 진행한다.

유방암 검사법

1 유방 촬영술

유방 촬영술은 유방암 검사에서 가장 기본적인 필수 검사다. 유방을 압박판 위에 올려놓은 후 투명한 플라스틱판으로 유방을 최대한 납작하게 눌러 위아래 방향과, 비스듬한 방향으로 2장씩 총 4장 촬영한다. 촬영시 통증이 심하기 때문에 생리가 끝나고 5~7일 후 유방이 가장 부드러워졌을 때 촬영하는 것이 좋다. 유방 촬영술을 통해 대략적인 이상 징후를 확인할 수 있으며 유방 초음파도 함께 진행하게 된다.

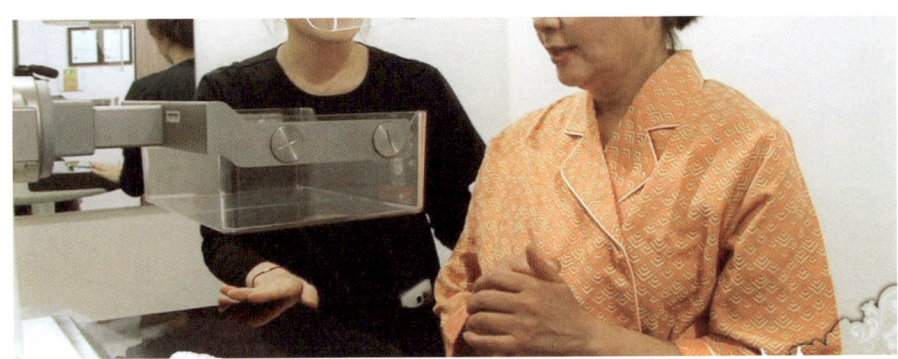

2 유방 초음파

우리나라 여성은 서양 여성보다 유방 크기가 작고 조직이 치밀해 이상 여부를 판정하기 어려운 경우가 많기 때문에 1차 유방 촬영술을 진행하고 이후 유방 초음파를 진행하는 것이 일반적이다. 유방 초음파를 통해서는 유방에 잡히는 덩어리가 단순 물혹인지 악성을 띈 종양인지 어느 정도 구분이 가능하다. 이 과정에서 이상 소견이 발견되면 암 확진을 위해 조직검사를 실시하게 된다.

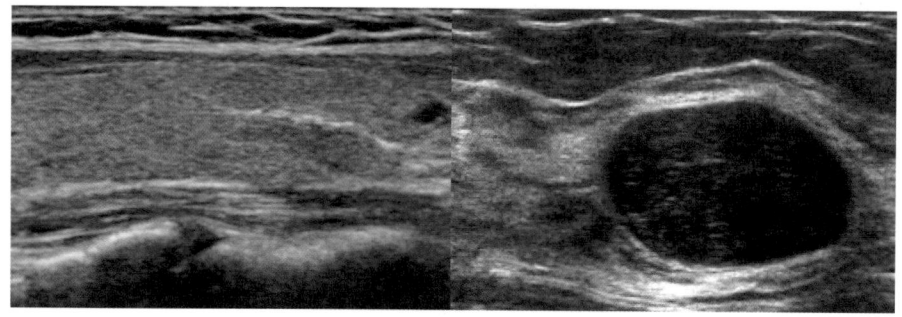

정상 유방 초음파 vs 이상 유방 초음파

유방암 조기 발견 방해하는 치밀 유방

치밀 유방이란 유방을 구성하는 지방과 유선 조직 중 유선 조직이 차지하는 비율이 높은 유방을 말한다. 우리나라 여성 대부분이 치밀 유방에 해당하며 40대 여성의 경우 그 비율이 90%나 되는 것으로 알려져 있다. 유방에서 유선 조직이 차지하는 비율이 높을 경우 유방암에 걸릴 위험은 최대 5배 증가한다. 치밀 유방이 더욱 위험한 이유는 조기 발견이 어렵기 때문이다. 유방의 촬영 사진을 보면 유방 조직은 하얗게, 지방 조직은 검게 나타나는데 종양도 하얗게 나타나기 때문에 유방 조직과 잘 구분되지 않는 경우가 많다.

치밀 유방은 하얗게 나오는 정도에 따라 1~4단계로 구분되는데, 3단계 이상의 치밀 유방일 경우 유방의 절반 이상이 하얗게 나타난다. 따라서 치밀도가 높은 유방일수록 이상 소견이 잘 판별되지 않아 조기 발견의 기회를 놓칠 위험이 높다.

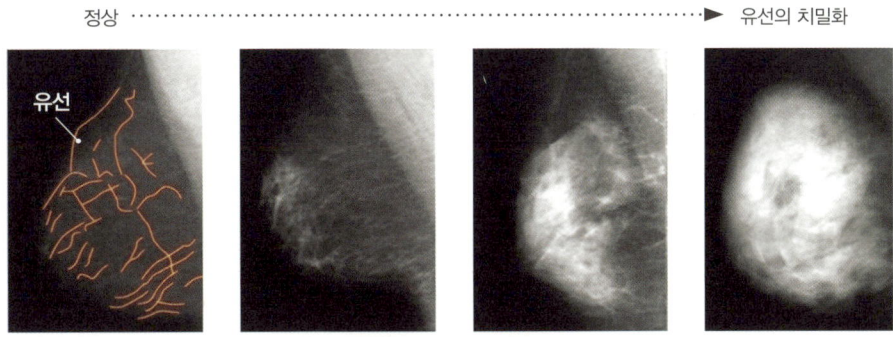

치밀 유방 정도에 따른 구분

여성 유방암보다 위험한 남성 유방암

최근 방영된 어느 드라마에서 남자주인공에게 유방암이 발병하는 이야기가 방영되면서 남성도 유방암에 걸릴 수 있다는 사실이 새롭게 전해졌다. 유방암은 여성만의 질병으로 알고 있는 이들이 많지만 남성에게도 유방 조직이 존재하므로 남성도 유방암으로부터 자유롭지 않다.
남성 유방암은 전체 유방암 환자 100명 중 1명꼴로 생기는 것으로 알려져 있다. 여성보다 발병률은 낮지만 여성과 달리 유방 조직이 거의 없어 암세포가 피부와 가깝게 닿은 채 자라기 때문에 흉부 근육과 피부를 더욱 쉽게 침범하고 전이될 가능성이 높아 예후는 여성보다 훨씬 좋지 않다.
남성 유방암은 가족력이 있거나 에스트로겐 노출이 많은 경우 위험이 증가한다. 호르몬 관련 약을 복용하거나 과체중, 간질환 등이 있는 경우가 대표적이고 방사선 노출 등도 위험요인으로 꼽힌다. 다행히 남성 유방암은 여성에 비해 혹이 잘 촉진되므로 가슴에서 혹이 만져지면 즉시 진료를 받는 것이 안전하다.

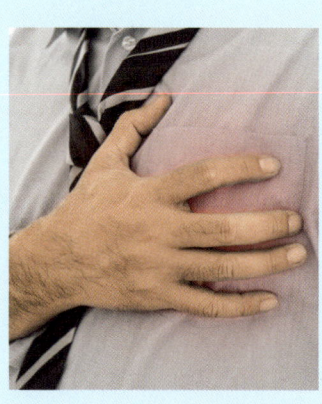

SOLUTION 1

유방암 자가 진단법

유방암을 조기 발견하기 위해서는 무엇보다 자가 진단이 중요하다. 한국유방 암학회에서는 자가 검진은 물론 목욕, 마사지 등 일상생활에서 이뤄지는 유방 촉진으로 유방암을 발견하는 경우가 흔하다며 자가 진단을 권하고 있다. 평상시 자기 유방의 모양이나 촉감에 익숙해야 비정상적인 변화를 쉽게 감지할 수 있기 때문이다.

자가 진단은 매월 한 차례 실시하는 것이 원칙이다. 생리 전에는 호르몬의 영향으로 유방이 단단해질 수 있으므로 매월 생리가 끝난 후 3~5일째에 하는

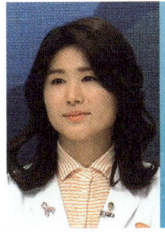

몸신 주치의 염차경 유방외과 전문의
현재 대한외과초음파학회 홍보이사와 한국유방건강재단 자문의를 맡고 있으며, 서울대학교 분당병원 외과교수, 강북삼성병원 외과교수를 역임했다.

유방암 자가 진단 방법

모양 확인	특징
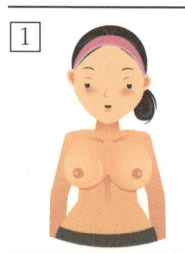	1. 거울 앞에 서서 거울로 유방을 비춰본다. 양쪽 유방의 형태를 주의 깊게 관찰한다. ❶ 유방의 전체적인 윤곽과 양쪽 크기가 다른지 살핀다. ❷ 피부에 주름 등 이상이 있는지 살핀다. ❸ 움푹 들어간 곳은 없는지 살핀다. ❹ 유두에 분비물이 있는지 등을 관찰한다.
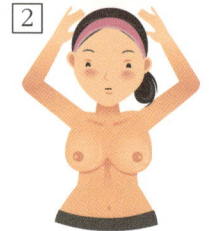	2. 거울 앞에서 양손을 깍지 껴 머리 위에 얹고, 머리를 약간 밀어 유방의 피부를 팽팽하게 한다. ❶ 유두의 위치가 같은지 확인한다. ❷ 유방에 깊이 파인 부분이 있는지 확인한다.
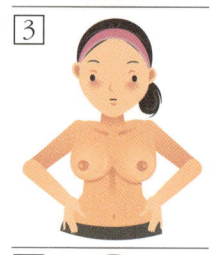	3. 양손을 양 허리에 고정시키고, 거울을 향해 팔과 어깨를 앞으로 내밀며 고개를 약간 숙인다. ※유방의 굴곡, 모양, 피부가 함몰되는 증상은 상체를 숙이거나, 팔을 들어 올렸을 때 더 뚜렷하게 보인다.
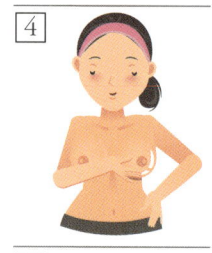	4. 왼쪽 팔을 들고 오른손 손가락 끝으로 왼쪽 유방을 힘 있게 누르면서 멍울이 있는지 촉진한다. 촉진은 유방을 약간 눌러서 비비는 것으로, 유방의 바깥쪽에서부터 시계 방향으로 원을 그리며 유두를 향해 점진적으로 들어오는 방법으로 시행한다. ※양손 가운데 세 손가락 바닥으로 원을 그리듯 촉진하는 것이 포인트! 손을 내리고 만져보고, 한 손을 올리고 만져보고! 한쪽에서 만져지면 반대편 같은 곳을 반드시 만져본다.
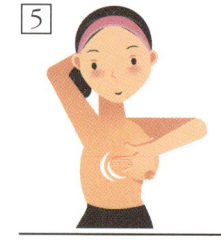	5. 누워서 오른쪽 어깨 밑에 베개나 수건을 접어 받치고 오른손을 머리 위로 올려 유방이 평평하게 되도록 만든 뒤 바깥쪽에서부터 시계 방향으로 원형을 그리며 촉진한다.

것이 좋다. 이때가 유방이 가장 부드럽고 덜 부풀어 있어 만지기 쉽다. 폐경이 된 여성은 임의로 적당한 날을 정해 자가 검진하면 된다.

자가 검진 시 유방에 전에 없던 딱딱한 멍울이 만져지면 일단 유방암을 의심해야 한다.

유방암은 촉감이 딱딱하고 손으로 흔들어도 잘 움직이지 않는 특징을 보인다. 또 유두가 전과 달리 함몰되고, 유방 표면이 돌출·함몰되거나 유방 굴곡에 변형이 있어도 유방암을 의심할 수 있다. 다음과 같은 증상이 있는 경우에는 반드시 유방암 검사를 받아야 한다.

자가 진단으로 유방암 발견한 사례자

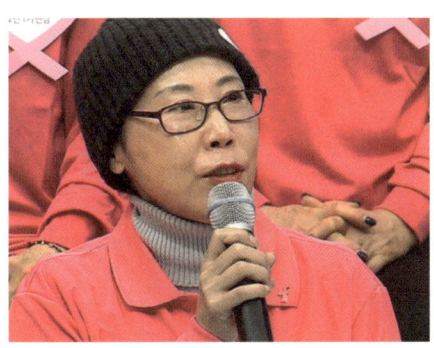

김화백(59세)
유방암 1기에서 2기로 넘어가는 단계

자가 진단법을 알게 된 후 종종 따라하다가 어느 날 오른쪽 가슴 밑 갈비뼈 위쪽 부근에 작은 멍울이 잡혀 유방암을 발견할 수 있었다. 2015년 5월 수술 후 현재 회복 중이다.

하나, 유방에서 통증이 없는 딱딱한 혹이 만져진다. 유방암의 가장 흔한 증상이다.

둘, 한쪽 유두에서 분비물이 나온다.

셋, 유방에 굴곡이 생겼거나 모양이 변했다. 상체를 숙이거나 팔을 들어 올렸을 때 증상이 더 뚜렷하게 나타난다.

넷, 선천적으로 유두 함몰이 아닌데, 최근에 유두가 함몰되었다.

다섯, 유방 피부가 귤껍질처럼 부풀어 오르거나 염증처럼 빨갛게 변했다.

유방암 이기는 청백 푸드

모든 암이 마찬가지지만 유방암 수술 후 항암, 방사선 치료 중에는 누구나 구토, 오심, 식욕부진, 전신 쇠약감 등의 증상과 함께 급격히 면역력이 떨어지는 변화를 경험하게 된다. 따라서 모든 영양소를 골고루 섭취하는 것이 중요한데, 그중 특히 청색 식품과 백색 식품에 유방암을 예방하고 회복하는 데 도움이 되는 영양소가 풍부하다.

청색 푸드

▶**브로콜리, 쑥갓, 아스파라거스의 효능** 브로콜리와 쑥갓, 아스파라거스에는 베타카로틴과 엽산, 비타민 등의 영양소가 풍부하게 들어 있는데, 이런 영양소들은 몸 안에서 강한 항산화 작용을 통해 수술 후 떨어진 면역력을 키우는 데 큰 도움이 되고 우리 몸의 노화를 막아 유방암으로 인한 사망률을 낮출 뿐

아니라 전체적인 생존율을 향상시킨다.

특히 엽산은 충분히 섭취하면 유방암 환자들의 생존율을 높인다는 연구 결과가 있다. 스웨덴 카롤린스카 연구소의 홀리 R. 하리스 박사 연구팀이 스웨덴에서 유방암을 진단받은 3116명의 여성을 대상으로 엽산 섭취와 생존율의 상관관계를 파악한 결과, 평소 엽산 섭취량 최상위 25%에 속했던 그룹은 암 진단 5년 후 유방암으로 인한 사망 비율이 엽산 섭취량 최하위 25%에 해당한 그룹에 비해 22% 낮게 나타났다.

연구를 진행한 하리스 박사는 유방암 진단을 받기에 앞서 엽산을 자주 섭취하면 유방암으로 인한 사망률과 총 사망률을 낮추는 데 상당한 도움이 기대된다고 밝혔다.

단, 엽산을 고용량의 보충제로 섭취하는 경우 오히려 위험할 수도 있다는 상반된 결과가 있으므로, 음식이 아닌 보충제로 과도하게 섭취하는 것은 바람직하지 않다.

브로콜리에 함유된 설포라판이라는 성분은 유방암 세포의 증식을 막고, 유방암 이외의 암 예방에도 뛰어난 효과가 있다. 아스파라거스는 엽산과 더불어 아미노산 성분인 아스파라긴산 성분이 풍부해 수술 후 지친 몸의 피로회복을 돕

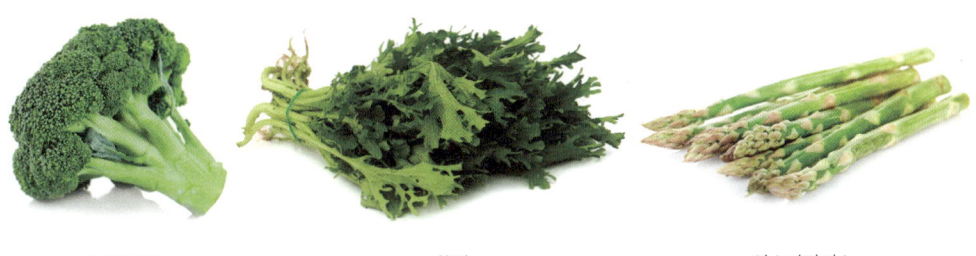

브로콜리   쑥갓   아스파라거스

고 간 세포를 보호해 유방암의 위험을 높이는 에스트로겐의 농도를 낮춰주는 역할을 한다. 특히 아스파라거스에 함유된 글루타티온이라는 성분은 발암물질을 퇴치하는 데 도움이 돼 유방암 예방은 물론 회복에도 효과가 아주 좋다.

▶**머위, 깻잎의 효능** 머위와 깻잎은 비타민, 미네랄, 섬유질이 많은 대표적인 초록 채소로, 신진대사를 촉진해 활기를 돋우고 혈액이나 간 속의 콜레스테롤, 중성지방 같은 지방 성분을 낮추는 효능이 있어서 탁한 피를 맑게 하고 강한 항산화 작용을 한다. 특히 머위는 유럽에서도 인정받은 탁월한 항암 치료제로, 스위스의 자연치료 의사 알프레트 포겔 박사 또한 머위는 독성이 없으면서도 강력한 항암 효과가 있는 식물이라고 극찬한 바 있다.

머위를 한의학에서는 봉두채(蜂斗菜)라 부른다. 맛은 쓰고 매우며 성질이 서늘한 편이어서 독을 없애고 어혈을 풀어내는 효능이 있다. 특히 독사에 물렸을 때 환부에 머위를 찧어 즙을 바르고 마시면 해독제 효능이 있어서 3~5일이면 붓고 열이 나던 증상이 사라지고 시력도 회복된다고 전해진다. 또 종기가 나서 붓고 아플 때도 머위를 달여 마시면 효과가 있으며 짓찧어 환부에 바르면 다친 상처로 인한 통증이나 부기를 빼는 데 효과가 좋다.

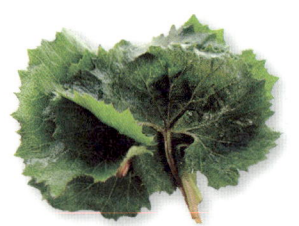

머위

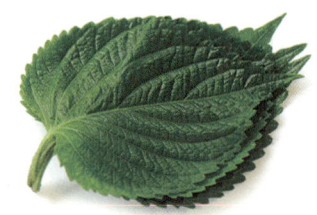

깻잎

백색 푸드

▶**닭가슴살, 두부, 달걀의 효능** 닭가슴살과 두부, 달걀에는 단백질과 철분이 풍부하게 함유돼 있다. 단백질과 철분은 수술 후 빠른 상처 회복을 위해 반드시 섭취해야 하는 필수 영양소지만 식욕저하로 가장 쉽게 부족해질 수 있는 영양소이기도 하다. 실제 유방암 환자에게서 철 결핍성 빈혈이 관찰되는 경우가 종종 있으므로 반드시 충분한 양의 단백질과 철분을 섭취하는 것이 중요하다.

특히 닭가슴살은 붉은 색의 돼지고기, 소고기보다 지방 함량과 콜레스테롤 함량은 낮고 각종 아미노산은 풍부한 고급 단백질 식품으로, 유방암 환자의 단백질 보충을 위해서는 붉은 고기보다 닭고기와 같은 백색 고기를 권장한다.

달걀은 단백질이 풍부할 뿐 아니라 콜린 성분으로 인해 유방암 예방에 도움이 된다는 연구 결과가 있다.

미국 노스캐롤라이나대 스티븐 제이셀 박사팀이 성인 여성 3000명을 대상으로 조사한 결과, 달걀에 함유된 콜린 성분을 가장 많이 섭취한 여성은 가장 적게 섭취한 여성보다 유방암 발병 가능성이 24% 낮았다고 밝혔으며, 미국 하버드대학 연구팀에 따르면, 성장기에 달걀을 매일 꾸준히 먹으면 그렇지 않은 경우보다 성인이 되었을 때 유방암 발병 위험이 약 18%나 낮아지는 것

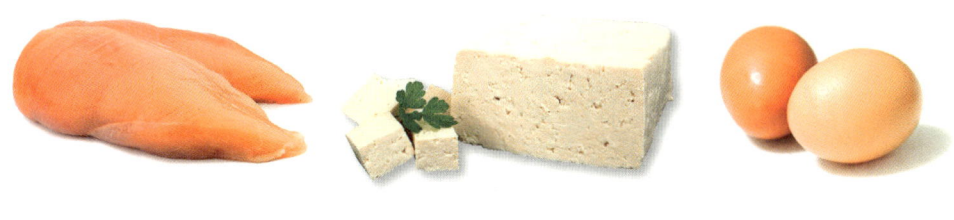

닭가슴살　　　　　두부　　　　　달걀

으로 나타났다. 달걀 1개에 들어 있는 콜린은 약 125.5mg이므로, 성인(일일 섭취 권장량 425mg)은 매일 약 2개 정도가 적당하다.

▶**양배추, 마늘의 효능** 양배추와 마늘은 칼슘이 풍부한 대표적인 백색 푸드다. 마늘 100g에는 181mg의 칼슘이 들어 있으며, 양배추에는 칼슘 흡수를 방해하는 옥살산이 함유돼 있지 않아 실제 몸에 섭취되는 비율이 높다.

또 양배추에 함유된 인돌-3-카비놀과 설포라판이라는 항암 성분에 주목할 필요가 있는데, 미국 미시건 주립대와 폴란드 국가식품연구원이 시카고와 그 주변 지역의 폴란드 이민자들을 대상으로 조사한 결과, 1주일에 양배추를 최소 3회 이상 섭취한 여성들이 단 1회만 섭취한 여성들에 비해 유방암 발생 위험성이 상당히 낮은 것으로 나타났다. 연구팀은 양배추에 함유된 인돌-3-카비놀 성분이 유방과 여러 세포의 막에 장애물을 설치함으로써 에스트로겐의 이상 증식을 억제해 유방암을 예방한다고 밝혔다.

또 마늘이 유방암 증식을 억제한다는 국내 연구 결과도 있다. 삼성서울병원 유방·내분비외과 양정현 교수팀에서는 다이알릴다이설파이드라는 마늘의 주성분이 유방암 세포의 증식을 억제한다는 사실을 세포실험을 통해 확인했다고 밝혔다. 양 교수팀에 따르면 사람의 유방암 세포를 배양해 해당 성분을

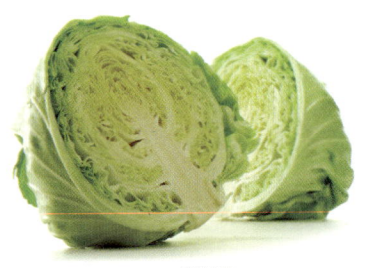

양배추

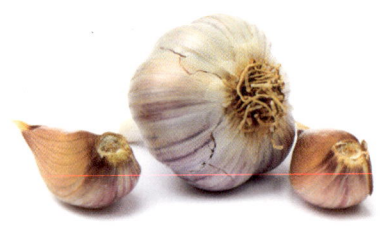

마늘

일정 농도에 노출시킨 결과, 성분의 농도와 노출 시간에 비례해 암세포 증식이 현저히 억제됐음을 확인했다고 한다. 실험을 이끈 양 교수는 마늘의 유방암 세포 증식 억제효과가 유방암 세포의 자연사를 유도한다고 설명했다.

청백 푸드를 이용한 유방암 치유식

아스파라거스달걀찜

재료 아스파라거스, 달걀, 소금, 들기름 또는 참기름

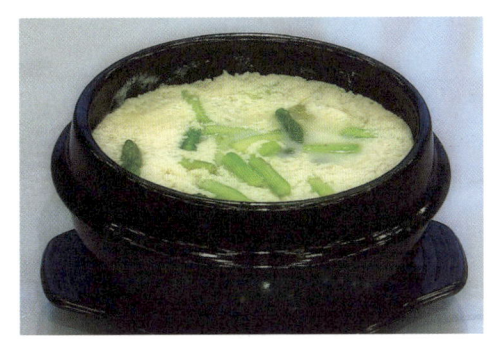

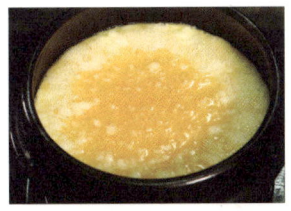

1. 뚝배기에 잘 풀어준 달걀과 동량의 물(달걀:물 = 1:1)을 넣은 후 들기름(참기름) 1큰술을 두르고 중간 불로 약 5분간 끓인다.

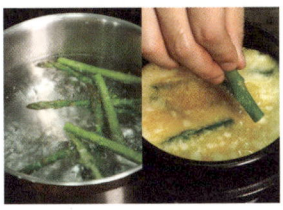

2. 아스파라거스는 껍질 벗겨 끓는 물에 소금을 넣고 약 2~3분간 데친 후 3cm 길이로 썰어 반쯤 익힌 달걀찜에 넣고 약한 불에서 5분간 끓여 낸다.

쑥갓두부무침

재료 쑥갓, 두부, 파, 마늘, 파프리카, 들기름 또는 참기름, 소금, 깨

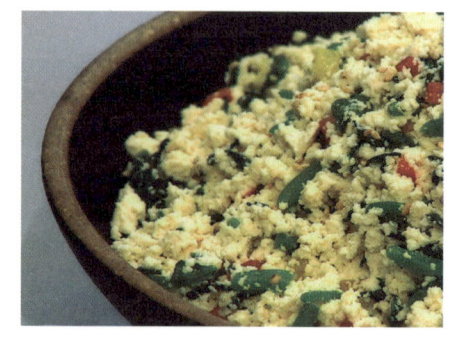

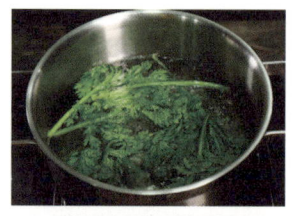

1. 쑥갓을 흐르는 물에 씻은 후 끓는 물에 2~3분간 데쳐 바로 찬물에 헹군다.

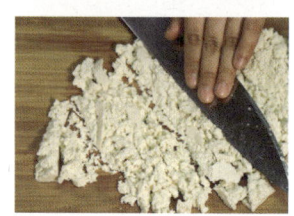

2. 두부는 칼등을 이용해 으깬 뒤 물기를 없애준다.

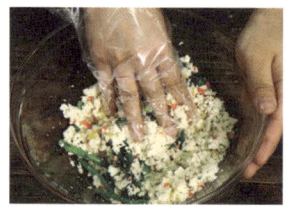

3. 다진 파, 마늘, 쑥갓, 파프리카와 두부를 넣고 버무린 후 들기름(참기름), 소금, 깨를 넣고 간을 맞춘다.

닭가슴살 얹은 머위쌈밥

재료 머위 잎, 닭가슴살, 달래, 참기름, 밥, 고추장, 쪽파

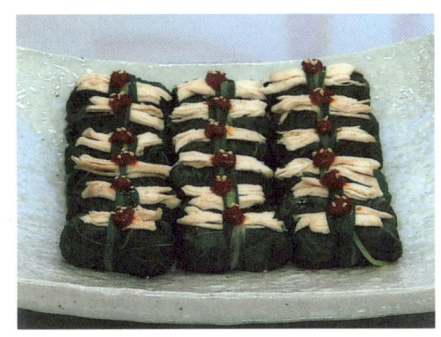

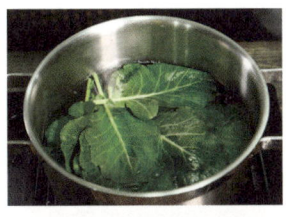

1. 머위 잎은 줄기의 껍질을 벗긴 후 끓는 물에 살짝 데친다.

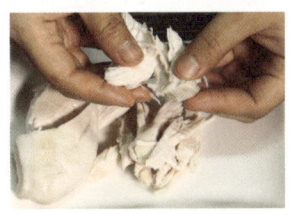

2. 끓는 물에 닭가슴살을 넣고 약 20분간 익힌 후 결 따라 찢어준다.

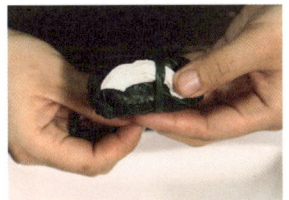

3. 달래와 참기름으로 버무린 밥을 머위 잎으로 싸고 가운데에 고추장을 보기 좋게 얹어 낸다. 닭가슴살을 올린 후 쪽파로 둘러 감싼다.

채널A〈나는 몸신이다〉 97회 자궁암

휴대전화 스캔창을 QR 코드에 대면 해당 동영상을 볼 수 있습니다

암 극복 프로젝트 2

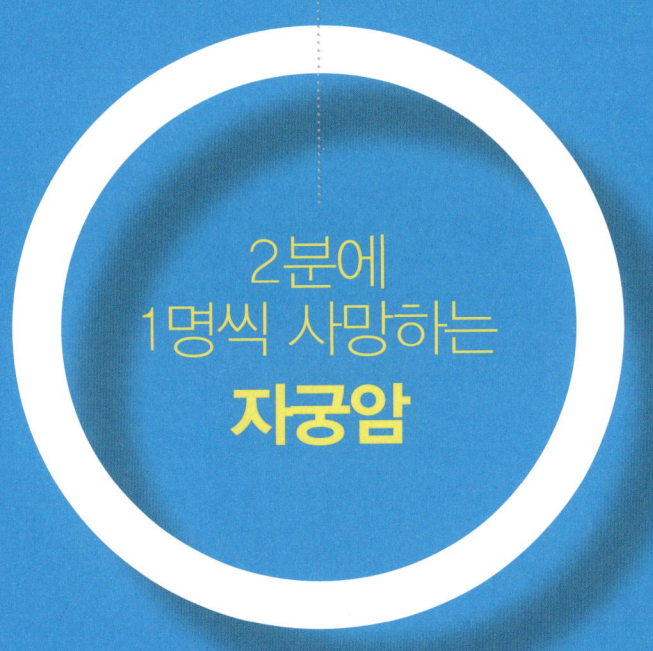

2분에
1명씩 사망하는
자궁암

발병률과 사망률 높은 자궁암

자궁은 생명을 잉태하고 키우는 산실이다. 따라서 자궁은 단순한 생식기가 아니라 여성성의 상징이자 제2의 심장과도 같은 장기로 통한다. 여성은 자궁과 함께 성장하고 병들며 늙어간다고도 할 수 있다.

여성호르몬이 본격적으로 활동을 시작하는 10대 초중반부터 자궁이 발달하면서 초경을 하게 되고 20~30대에는 임신과 출산을 거치며 자궁 건강에 급격한 변화를 겪게 된다. 40대부터는 자궁근종, 자궁암과 같은 부인과 질병에 걸릴 가능성이 높아지다가 점차 자궁과 난소의 기능이 떨어지면서 폐경을 맞

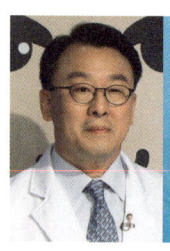

자궁암 명의 송용상 교수 서울대학교 암병원 부인종양 센터장
서울대학교 의과대학 및 서울대학교병원 산부인과 교수, 대한암예방학회 회장, 서울대학교 암연구소 소장을 역임했다. 자궁경부암 백신을 국내에 들여올 때 안전성을 확인하는 임상시험을 이끈 연구자 중 한 명으로 10여 편의 교과서를 저술하고 400여 편의 논문을 발표하는 등 자궁암 분야의 최고 권위자로 꼽힌다.

게 된다. 따라서 자궁은 여성 건강의 바로미터라고도 할 수 있다.

자궁암은 여성 건강을 위협하는 암 가운데 유방암 다음으로 발병률이 높다. 세계보건기구(WHO)에 따르면 자궁암 환자는 한해 약 50만 명씩 생겨나고 이중 약 27만 명이 사망한다고 한다. 1분마다 1명씩 자궁암 환자가 발생해 2분마다 1명씩 사망한다는 뜻이다. 자궁암의 발병률과 사망률이 이처럼 높은 이유는 자궁 건강에 대한 무관심과 잘못된 상식 탓이 크다. 자궁 건강에 경각심을 갖고 제대로 관리만 해도 충분히 예방할 수 있을 뿐 아니라 조기 발견을 통해 완치도 가능한 암이기 때문이다.

20~30대 '젊은 암' 많은 자궁암!

과거에는 40~50대에 주로 발병하는 것으로 알려져 있었으나 최근에는 20~30대 젊은 층에서도 자궁암 환자가 급증하고 있다.

건강보험심사평가원 조사 결과, 2015년 한 해 동안 초기 암을 포함해 약 5만 5000명이 자궁경부암 진단을 받았으며, 이중 30세 미만의 젊은 여성도 무려 2000명 이상(2209명)인 것으로 확인됐다. 연령대별로는 40대 진료 인원이 27.7%로 가장 많았고, 50대(25.0%)와 30대(19.9%), 60대(14.5%) 순이었다. 젊다고 해서 자궁암에 안심할 수준이 아닌 셈이다.

더욱 안타까운 사실은 우리나라 여성 중 하루 약 10명 가량이 자궁을 잃고 있다는 점이다. 대한산부인과학회에서 국민건강보험공단의 2009~2013년 주요 수술통계를 분석한 결과, 자궁암과 자궁암 전 단계의 병변으로 자궁절제술을 받은 여성이 매해 꾸준한 발생 빈도를 보이고 있으며 하루 평균으로는 약 10명 수준인 것으로 파악됐다.

자궁암의 특징

자궁암을 이해하기 위해서는 먼저 자궁의 생김새부터 알아야 한다.
자궁은 근육조직으로 이뤄진 기관으로 여성의 몸 한가운데, 아랫배 깊숙한 곳에 자리 잡고 있다. 보다 자세하게는 방광의 뒤쪽, 직장의 앞쪽에 있으면서 골반 내부의 여러 인대들과 균형을 이뤄 대들보와 같은 기능을 한다. 평소에는 달걀만한 크기였다가 임신을 하고 태아가 자라기 시작하면 20배 이상 늘어났다가 출산 직후 줄어들기 시작해 2개월 정도면 본래 크기로 회복된다.

구조적으로는 몸 부분(체부)이 자궁의 약 4분의 3을 차지하고, 질로 연결되는 목 부분(경부)이 나머지 4분의 1을 차지한다. 체부는 태아가 자라는 곳이고, 경부는 임신 마지막 달까지 태아가 자궁에서 자랄 수 있도록 자궁 입구를 단단하게 잠가주는 역할을 한다.

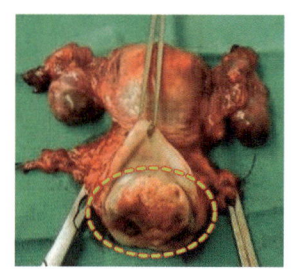

자궁 전체를 적출한 자궁경부암 사진으로 동그라미 안이 1기 자궁암 덩어리.

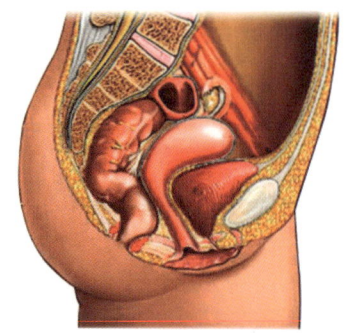
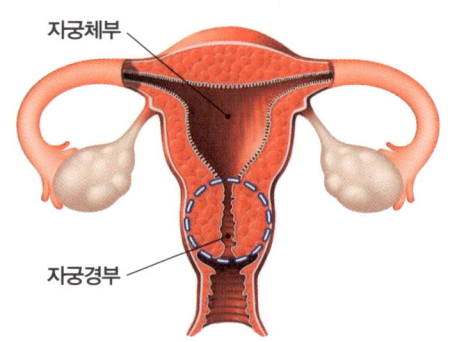

자궁의 구조

자궁암의 주요 발생 부위

자궁암은 여성의 생식기인 자궁 여러 부위에 발생하는 악성종양을 가리키는데 종양이 생기는 부위에 따라 자궁경부암과 자궁체부암으로 나뉜다.

자궁경부암은 질과 연결된 자궁의 목 부분(경부)에 암세포가 자라는 질환으로 대개 성 접촉에 의한 바이러스 감염이 원인이 된다. 우리나라 자궁암 환자 가운데 약 65%가 자궁경부암인 까닭에 '자궁암=자궁경부암'으로 통하곤 한다.

자궁체부암은 자궁 안쪽 내막에 암세포가 생기는 질환으로 '자궁내막암'이라고도 한다. 전체 자궁암의 약 35%를 차지하는데 여성호르몬의 과도한 분비가 원인인 것으로 본다. 동물성 지방을 많이 섭취하는 서양 여성들에게 흔하지만 최근 생활양식이 서구화되면서 한국 여성의 자궁체부암 발생률도 점차 증가하는 추세를 보이고 있다.

자궁암 가운데 그 다음으로 흔한 질환이 난소암이다. 자궁 양쪽에 엄지손가락만한 살구씨 모양으로 1개씩 자리 잡고 있는 난소는 여성호르몬을 만드는 생식샘이다. 매달 난자를 생성해 배란할 뿐 아니라 에스트로겐과 프로게스테

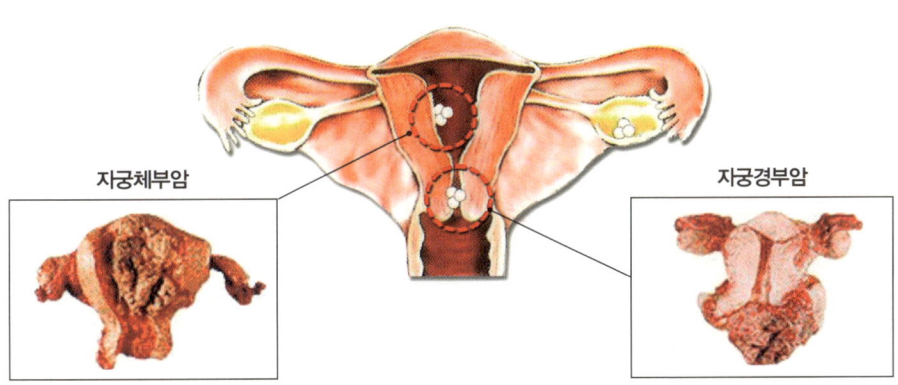

발생 위치에 따른 자궁암

론 같은 성호르몬을 분비시켜 여성을 여성답게 만드는 역할을 한다.

난소암은 난소에 생기는 악성종양으로 50~70세 사이 중년 및 노년 여성에게 많이 발생하며, 자궁경부암에 이어 두 번째로 흔한 부인과 암이다. 매년 약 2200명의 난소암 환자가 발생하고 있다.

자궁암 기수에 따른 특징과 생존율

기수	진행상태	5년 생존율	특징
1기		90%	암세포가 자궁경부에 국한된 상태.
2기		70%	암세포가 자궁경부를 넘어 질 상부 2/3까지 침윤, 또는 주위 조직까지 침윤한 상태.
3기		50%	암세포가 질 아래쪽으로 침범하는 경우로, 하복부나 골반, 다리 쪽에 통증이 생길 수 있음. 또 질 아래로 암이 성장하면서 소변이 지나는 요관을 가로막을 경우, 소변이 자주 마렵거나 요실금과 같은 증상이 생김.
4기		10%	암세포가 자궁 주변의 방광, 직장 점막까지 퍼져 소화가 잘 안 되고 림프절 전이 등으로 하지부종이 생길 수 있음. 또 암세포가 다른 장기로 원격 전이되면서 허리나 어깨 같은 관절에 통증이 생기게 됨.

더디게 진행되는 자궁암, 1년에 1번 검사로 조기 발견 가능

자궁암 1기는 5년 생존율이 90%이지만 4기말은 5년 생존율이 10%로 뚝 떨어진다. 따라서 자궁암 역시 조기 발견이 중요하다. 다행스럽게도 자궁암은 다른 암에 비해 더디게 진행되는 특징이 있다. 정상세포가 암세포로 변형되기까지 소요되는 기간이 길기 때문에 1년에 1번 정기검진만 꾸준히 받아도 자궁암 발생 직전이나 초기 단계에서 발견할 가능성이 높다. 자궁암 예방을 위해서는 산부인과 진료를 꺼리지 말아야 한다는 뜻이다.

예의 주시해야 하는 자궁의 이상증후

자궁암은 초기에는 증상이 거의 없다가 이상 증세가 느껴질 때쯤이면 암이 이미 진행된 경우가 많다. 따라서 아무런 증상도 없을 때 병원검진을 통해 예방하거나 조기 발견하는 것이 최선이지만 다음과 같은 증상이 있을 때는 즉시 자궁암 검사를 받아야 한다.

1 하혈, 분비물, 하지부종

자궁암이 진행되면 하혈이나 분비물, 하지부종과 같은 증상이 대표적으로 나타난다. 분비물의 경우 색깔이나 냄새가 없으면 크게 걱정하지 않아도 되지만 갑자기 양이나 횟수가 늘거나 색깔과 냄새가 평소와 달라지면 자궁암을 의심할 필요가 있다.

2 배변장애, 혈뇨, 직장출혈, 요통 및 골반통

암이 꽤 진행돼 주변 장기인 직장이나 방광, 요관, 골반 벽, 좌골신경 등에 침범한 경우 배변장애, 혈뇨, 직장출혈, 허리나 골반 통증 등이 나타나기도 한다. 자궁경부암이 말기에 이르면 암세포로 인해 자궁경부가 붓기 때문에 혈액순환이 제대로 되지 않아 다리에 부종이 생기고 경부 아래 질과 골반, 다리 쪽으로 통증이 나타나는 것이 일반적이다.

3 배뇨장애

소변을 볼 때 가렵거나 긴장이 되는 등 뭔가 불편한 느낌이 자주 생기거나 오래 지속되면 자궁 건강에 이상이 생긴 것으로 봐야 한다. 또 배뇨습관에 변화가 오는 경우에도 자궁경부암을 의심해야 한다. 전에 없던 요실금이 갑자기 생기거나 평소보다 자주 소변을 보는 습관, 소변 색깔이 급격하게 변하는 증상도 자궁경부암의 주요 의심 증상이다.

자궁암의 원인 및 예방

자궁암 가운데서도 우리나라 여성에게 빈발하는 자궁경부암은 발병 원인이 비교적 명확해 예방도 쉽다. 인유두종 바이러스 예방접종만으로도 자궁암에 걸릴 가장 큰 위험을 제거할 수 있으므로 늦기 전에 예방법과 대처법에 대해 알아두는 것이 중요하다.

자궁암의 원인

1 인유두종 바이러스 감염

자궁경부암의 핵심 원인은 인유두종 바이러스(HPV) 감염이다. 인유두종 바이러스란 생식기 감염을 일으키는 원인 바이러스로 성적 행위를 통해 감염된다. 지금까지 알려진 인유두종 바이러스 종류는 대략 130여 종으로 이중 약 40여 종이 항문과 생식기 감염에 관련돼 있는 것으로 밝혀졌다.

따라서 자궁경부암 환자에게서는 대개 인유두종 바이러스가 발견된다. 바이러스 중에서도 악성종양을 일으키는 고위험 군으로 알려진 HPV16과 HPV18이 자궁경부암 환자의 70%에서 발견될 정도로 자궁경부암에 큰 영향을 끼친다. 인유두종 바이러스는 성적 행위를 통해 감염되므로 성생활을 하는 여성이라면 누구든 자궁경부암으로부터 안전하지 않다. 정상적인 성생활을 하는 여성도 10명 중 8명은 평생 한 번 이상은 인유두종 바이러스에 감염되는데 대개는 저절로 회복되지만 면역력이 취약하면 1명 미만에서 자궁암으로 진행될 수 있다. 그러므로 비정상적인 성생활을 하는 경우에는 인유두종 바이러스에 의한 암 발병 가능성이 더욱 높아진다고 볼 수 있다. 성관계를 일찍 시작해 성생활 기간이 긴 여성, 성관계 상대가 자주 바뀌는 여성이 대표적이다.

2 비만

비만은 만병의 근원으로 알려져 있지만 난소암, 자궁암 등 암과도 관련이 깊다. 실제 캘리포니아대학 연구팀이 약 7만 명의 폐경기 여성을 대상으로 12년에 걸쳐 연구를 진행한 결과, 비만이었던 기간이 길수록 비만과 연관된 암 발병 위험이 7% 높아지고, 성인기 과체중 기간이 10년 증가할 때마다 자궁암 발병 위험이 37% 높아지는 것으로 나타났다.

3 과도한 여성호르몬

자궁내막암은 원인이 정확히 밝혀지지 않았지만 유방암처럼 여성호르몬인 에스트로겐과 관련성이 있는 것으로 알려져 있다. 여성호르몬이 왕성하게 분비될수록 자궁내막암 발병 위험이 증가한다는 뜻이다. 폐경기 여성의 에스트로겐 대치요법, 이른 초경과 늦은 폐경 등 여성호르몬의 자극으로 인해 자궁내막이 두꺼워지는 기간이 길수록 두꺼워진 자궁내막에서 출혈이 나타날 수 있고 이로 인해 자궁내막암에 걸릴 위험이 증가한다.

4 가족력

모든 암이 가족력의 영향을 받는 것은 아니지만 난소암의 경우 약 5~10% 정도 가족력과 관련이 있는 것으로 알려져 있다. 즉 가족 가운데 난소암 환자가 있으면 고위험군에 해당한다는 뜻이다. 특히 유전자 검사에서 양성으로 나오는 경우 음성에 견주어 난소암에 걸릴 확률이 10배 이상 높다.

따라서 가족력이 있으면 반드시 정기검진을 받아야 한다. 병원에서는 난소암 가족력이 있는 경우 6개월에 한 번 초음파와 혈액검사를 권장한다. 가족력이 없어도 1년에 한 번 정도는 검사를 권하지만 정확한 검진 지침은 없는 실정이다. 그러나 가까운 가족이 아닐 경우 난소암의 가족력 여부를 잘 모르고 지내는 수도 많으므로 검진을 받는 것이 안전하다.

무엇보다 가족력이 5~10%라는 것은 90~95%는 가족력 없이 발생할 수 있다는 뜻이므로 가족력이 없다고 해서 안심해서는 안 된다. 난소암은 가족 가운데 대장암이나 유방암을 앓은 사례가 있어도 고위험군으로 분류되므로 특히 주의해야 한다. 유방암과 난소암은 밀접하게 관련돼 있어서 유방암 가족력이 있으면 난소암에 걸릴 확률이 2배 높고 난소암 가족력이 있으면 유방암에 걸릴 확률이 3~4배 높아진다고 알려져 있다.

최고의 예방법은 인유두종 바이러스 백신 접종

대부분의 암은 발병 원인이 불분명하거나 생활습관과 관련된 것으로 추정되는 반면 자궁경부암은 '인유두종 바이러스'라는 명확한 발병 원인이 규명된 유일한 암이다. 따라서 예방은 물론 조기 발견하면 완치도 가능하다.

인유두종 바이러스는 감염돼도 대부분 저절로 없어지므로 바이러스 감염이 곧 자궁암으로 이어지지는 않는다. 평소 면역력이 취약하거나 유전적으로 문제가 있는 경우에만 바이러스가 세포 변화를 일으켜 정상세포가 암세포로 바뀐다. 이렇게 세포 변화를 거쳐 자궁암이 생기기까지 약 10~20년이 걸리는 것으로 조사돼 있다. 즉 30대에 자궁암 환자가 되었다면 10~20대부터 세포 변화가 시작되었다는 뜻이다. 따라서 자궁암 예방을 위해서는 일찍부터 자궁 건강에 관심을 가져야 한다. 최고의 예방법은 인유두종 바이러스 예방 백신을 접종하는 것이다.

2007년 발표된 우리나라의 백신접종 권고안에 따르면 인유두종 바이러스 백신의 권장 접종 연령은 9~26세까지다. 첫 성경험이 시작되기 전 3회 접종을 하는 것이 가장 효과적이므로 대부분의 나라에서 만 12세쯤에 예방접종을 하도록 권장한다. 우리나라는 2016년 6월부터 만 12세 여아들을 대상으로 자궁경부암 무료 예방접종을 실시하고 있으므로 가까운 보건소와 지정 의료기관을 방문하면 2회 무료 접종을 할 수 있다.

꼭 알아둬야 할 자궁암
Q&A

Q 생리통이 심하면 자궁 건강에 이상이 있다고 하던데….
A 임신 전 여성의 생리통은 자연스러운 현상이나 생리통이 갑자기 심해진다면 병원을 찾는 것이 좋다. 부인과 질환이 있으면 생리 양상에 변화가 생길 가능성이 높으므로 유념해야 한다. 생리의 양, 기간, 주기는 물론 생리통에 급작스러운 변화가 있는 경우 자궁의 이상 여부를 확인해야 하고 부부생활에서도 평소와 달리 접촉성 출혈이나 성교통 등이 나타나면 위험신호로 봐야 한다.

Q 자궁근종 같은 자궁질환이 자궁암으로 진행될까?
A 자궁근종은 자궁 근육 속에 섬유조직 덩어리가 자라나는 양성종양으로 악성종양인 자궁암과는 엄연히 구별된다. 자궁근종이 자궁암의 일종(자궁육종)으로 변하는 경우는 0.3% 미만, 즉 1000명 가운데 3명 미만에 불과하다.

Q 성경험이 없으면 자궁경부암에 걸릴 위험도 없을까?
A 성경험이 전혀 없어도 자궁경부암에 걸릴 수 있다. 성기의 피부 접촉으로도 인유두종 바이러스에 감염될 수 있기 때문이다. 인유두종 바이러스는 피부 상피조직의 제일 아래쪽에 감염되기 쉬운데 피부에 상처가 있는 경우 감염에 더욱 취약해진다.

Q 인유두종 바이러스는 여성에게만 암을 유발하나?
A 인유두종 바이러스는 자궁 안에서만 암을 유발하는 것으로 알고 있는 경우가 많지만 항문과 구강에도 암을 유발한다. 항문과 구강의 환경이 자궁과 비슷하기 때문이다. 항문성교나 구강성교를 하는 경우 인유두종 바이러스로 인해 항문암과 구강암이 생길 수 있으며 이는 남녀 모두에게 해당된다.

Q 자궁경부암 백신을 40~50대에 맞아도 효과가 있을까?
A 인유두종 바이러스 예방 백신은 성경험을 하기 전에, 그리고 면역기능이 좋을 때 맞을수록 효과적이다. 나이가 어릴 때 접종을 권하는 것은 어릴수록 면역기능도 왕성하기 때문이다. 따라서 이미 성경험이 있고 면역기능도 저하된 40~50대에 접종을 하는 것은 효과가 떨어지는 측면이 있다. 그러나 앞으로 인유두종 바이러스에 노출될 위험에 대비해 늦게라도 접종을 하는 것이 하지 않는 것보다 낫다.

Q 인유두종 백신을 맞으면 난소암도 예방할 수 있나?
A 인유두종 백신에 난소암 예방 효과는 없다. 난소암은 자궁암과 발병 원인에 차이가 있기 때문이다. 자궁암은 인유두종 바이러스에 의해 주로 유발되고 유전되지 않는 반면 난소암은 뚜렷하게 밝혀진 원인이 없고 일부 가족력의 영향을 받는 특징이 있다. 또 정확하지는 않으나 임신 경험이 없고 생리 횟수가 많은 경우에도 난소암에 걸릴 위험이 높아지는 것으로 알려져 있다.
따라서 난소암은 예방이 쉽지 않다. 피임제를 10년 이상 복용하면 난소암 발생률을 1/5 정도로 줄일 수 있다는 보고가 현재까지 알려진 유일한 예방법이다.

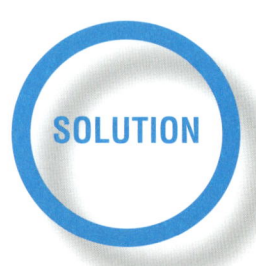

SOLUTION 자궁암 이겨낸 몸신의 건강 비책

2005년 자궁경부암 2기말 진단을 받았으나 지금은 완치 판정을 받은 장순란 몸신은 자궁질환에 좋은 식품으로 자궁암을 극복하는 데 성공했다. 평소 자궁 쪽으로는 통증도 없고 하혈이나 냉증, 냄새도 없어 아예 자궁질환은 신경도 쓰지 않고 지냈다고 한다. 그러다 54세 때 떠난 네팔 여행에서 급격한 피로를 느낀 후 받은 건강검진에서 자궁경부암 2기말 진단을 받았다. 조금만 늦었어도 다른 장기로 전이될 뻔한 아찔한 단계였다.

수술을 할 경우 암세포가 전이돼 훗날 재발할 수 있다는 의료진의 권고에 따

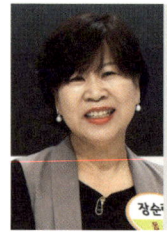

몸신 장순란(66세)
2005년 자궁경부암 2기말 진단을 받았으나 건강한 식습관을 꾸준히 실천한 결과 현재는 완치 판정을 받고 건강을 유지하고 있다.

라 수술 대신 항암과 방사선 치료를 시작했다. 하지만 5000 이상이어야 하는 백혈구 수치가 1500 이하로 떨어지면서 방사선 치료 42회, 항암 치료 4회를 끝으로 치료를 더는 지속할 수 없었다. 장순란 몸신이 병원치료 대신 선택한 것이 건강한 식습관이었다. 자궁암 극복에 큰 도움이 된 색색 셰이크와 병아리콩 카레를 소개한다.

공개! 몸신의 자궁암 치유식

10가지 영양소가 골고루! 색색셰이크

각종 베리류의 열매와 과일, 채소, 오메가3이 풍부한 씨앗가루 등 10가지 정도를 섞어 갈아 만드는 음료다. 매일 아침 공복에 밥 대신 챙겨 먹는데 영양소를 고루 갖춰 한 끼 식사로도 그만이다.

▶**아로니아와 블루베리의 효능** 보랏빛을 띠는 아로니아와 블루베리는 항산화 효과가 탁월해 암 치료 후 회복에 도움이 된다. 미국 타임지가 선정한 세계 10대 슈퍼 푸드로 식물성 에스트로겐이 풍부해 자궁암, 유방암과 같은 여성

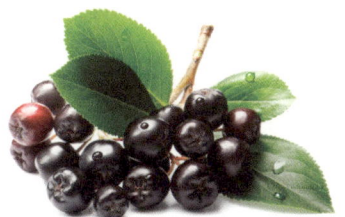

아로니아

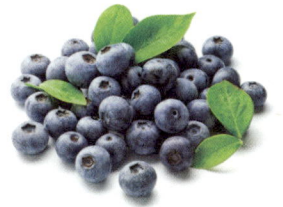

블루베리

질환을 예방하는 데 좋고, 여성의 생식기를 따뜻하게 만들어 생리통을 개선해준다. 또 베리류에 풍부한 안토시아닌 성분은 몸속 활성산소를 제거해 세포의 재생을 돕고 노화를 방지하며 혈액을 깨끗하게 만들어 각종 질환을 예방하는 데도 효과적이다.

▶**당근의 효능** 당근은 땅속의 보약이라 불릴 정도로 영양소가 풍부한 뿌리채소다. 실제 당근에는 베타카로틴과 비타민 C, 비타민 E 등 항산화 성분이 풍부해 암 예방에 도움이 된다. 당근의 항산화 성분은 특히 자궁암, 유방암 등 여성 질환의 발생 위험을 낮추는 것으로 알려져 있다. 몸이 냉하면 자궁질환에도 취약해지는데 당근은 성질이 따뜻해 자궁 보호에도 도움이 된다.

▶**파프리카의 효능** 알록달록한 파프리카는 비타민은 물론 칼슘과 인 등 각종 영양소가 풍부해 피를 맑게 하고 자궁의 수축을 돕는다. 파프리카는 색깔에 따라 맛과 효능이 달라지는데 빨간색은 리코펜이 풍부해 암세포의 생성을 막아주고 주황색은 냄새가 적고 단맛이 많아 주스로 갈아 마시기에 가장 좋다. 노란색은 비타민 C와 철분이 풍부해 암 수술 후 빈혈과 어지럼증을 호소하는 환자들에게 효과적이다.

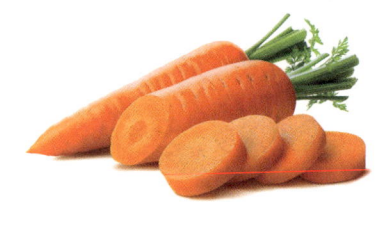

당근

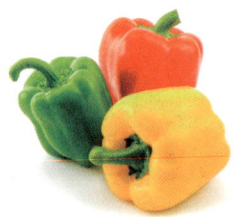

파프리카

색색셰이크 만들기

재료 아로니아, 블루베리, 사과, 바나나, 브로콜리, 당근, 파프리카 (빨강, 주황. 노랑 ⅓개씩), 들깨가루, 아마씨, 두유

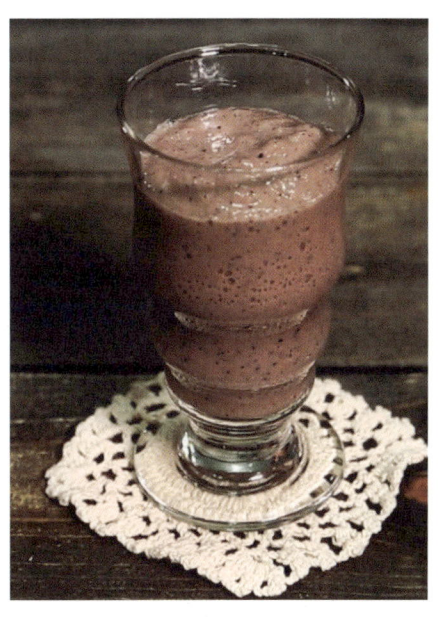

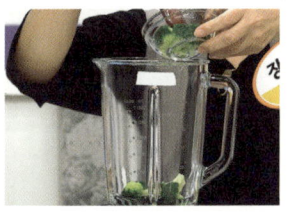
1. 믹서에 끓는 물에 데친 브로콜리를 작게 잘라 한 국자 정도 넣는다.

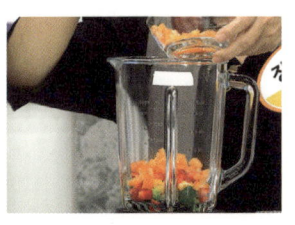
2. 빨강, 주황, 노랑 파프리카를 잘게 썰어 넣는다.

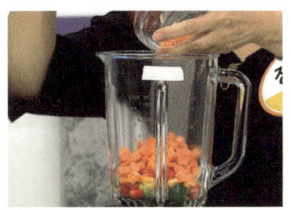
3. 당근 ¼ 정도와 사과 ½쪽을 껍질째 잘게 썰어 넣는다.

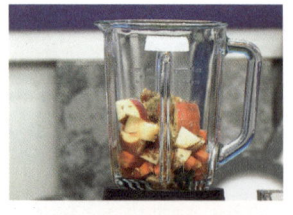
4. 아마씨를 밥숟가락으로 4스푼(60g) 정도 넣고, 들깨가루를 밥숟가락으로 2스푼 정도 넣는다.
★ 아마씨 하루 섭취 권장량은 1인 15g.

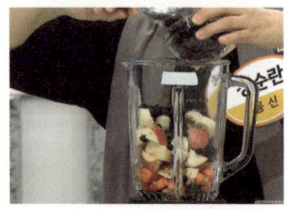
5. 바나나 ½개를 적당히 잘라서 넣고, 아로니아를 한 국자 정도 넣는다.

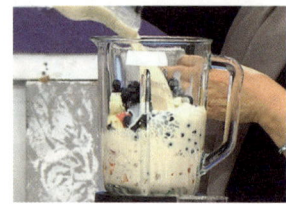
6. 블루베리를 한 국자 정도 넣고, 마지막으로 두유 2잔(180cc)을 붓고 간다.

암 환자를 위한 단백질 보충식, 병아리콩 카레

암 환자는 단백질 보충이 가장 중요한데 병아리콩은 밭에서 나는 소고기로 불릴 정도로 단백질이 풍부하다. 채식메뉴여서 소화도 잘되고 강황이 들어가 맛이 텁텁하지 않고 깔끔하기 때문에 입맛 없는 암 환자의 단백질 보충식으로 좋다.

▶**병아리콩의 효능** 병아리콩은 미국 타임지에서 선정한 세계 10대 건강식품으로 풍부한 비타민 B6가 정상세포 조직의 면역기능을 활성화시켜 암을 예방하는 데 도움이 된다. 또 식물성 에스트로겐인 이소플라본 성분은 자궁으

로 가는 혈류량을 증가시켜 자궁내막을 튼튼하게 만들어주는 작용을 한다. 병아리콩 속의 풍부한 식이섬유는 장 기능을 활성화해 암 환자의 숙변배출을 돕고 몸속 유해물질을 배출하는 등 해독에도 효과적이다.

▶**강황의 효능** 강황은 노란색의 향신료로 해독 식단에 많이 쓰인다. 한의학에서 강황은 기혈순환 저하로 몸 곳곳에 생기는 염증과 통증을 줄이고 막힌 경락을 뚫어주는 데 효과적인 천연 진통소염제로 꼽힌다. 또 강황은 따뜻한 성질을 바탕으로 쓴맛과 매운맛이 나는데, 쓴맛은 염증과 통증이 확산되지 않도록 잡아주고 매운맛은 기혈순환을 촉진하는 효능이 있다. 헛배가 부르고 배가 아픈 경우, 생리 양이 감소하거나 자궁근종 등이 있을 때 증상을 다스리는 데 도움이 된다.

강황의 커큐민 성분이 구강암과 자궁경부암을 예방하는 효과가 있다는 연구 결과도 있다. 미국 에모리대학 알록 미슈라 교수팀은 강황 속 항산화 물질인 커큐민이 구강암과 자궁경부암을 일으키는 인유두종 바이러스의 활성을 억제한다고 주장한 바 있다. 실제 커큐민 성분을 조작해 감염된 구강암 세포에서 인유두종 바이러스가 발현되지 않도록 억제하는 연구를 통해 강황이 인유두종 바이러스를 억제해 구강암 예방에 효과가 있음을 증명했다.

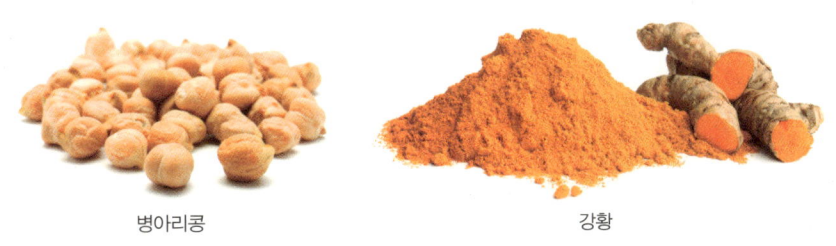

병아리콩　　　　　　　　　　강황

병아리콩카레 만들기

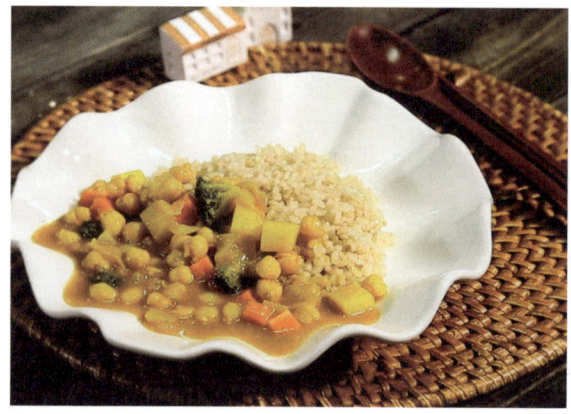

재료 병아리콩, 브로콜리, 당근, 양배추, 양파, 카레가루, 강황가루, 월계수 잎

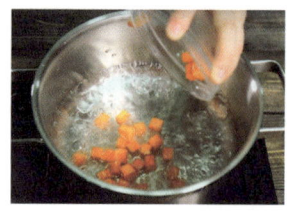

1. 끓는 물에 당근 ½개를 적당한 크기로 썰어 넣는다.

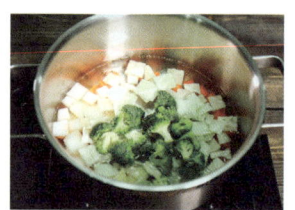

2. 양파 ½개, 감자 ½개, 양배추 ¼개, 브로콜리를 적당한 크기로 썰어 넣는다.

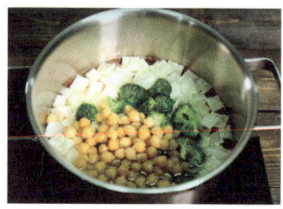

3. 20~30분 정도 찐 병아리콩을 한 국자 정도 넣는다.

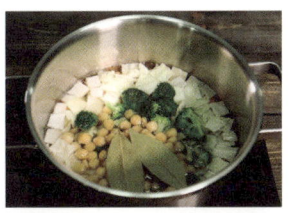
4. 월계수 잎을 2장 정도 넣는다.

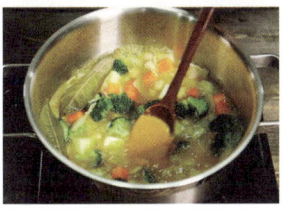
5. 카레가루 4큰술에 강황가루 1작은술을 섞어 물에 갠 후 넣어준다.

채널A 〈나는 몸신이다〉 69회 위암

휴대전화 스캔창을 QR 코드에 대면 해당 동영상을 볼 수 있습니다

암 극복 프로젝트 3

한국인이 가장 취약한 공포의 암, **위암**

하루 평균 77.5명의 위암 환자 발생

위는 우리 몸 한가운데 있는 가장 큰 소화기관이다. 대뇌의 명령 없이도 자율적으로 움직이는 장기여서 신경 전문기관인 척수가 손상돼도 위는 알아서 제 기능을 한다. 그래서 위를 스스로 판단하는 작은 뇌라고도 하는데 뇌 다음으로 신경이 많고 척수신경보다 5배나 신경이 발달해 있는 예민한 장기이기도 하다.

위가 담당하는 대표적인 기능이 바로 소화다. 우리가 먹은 음식물을 가장 먼저 접촉하고 저장하는 장기여서 음식물에 발암물질이나 나쁜 균이 있는 경우

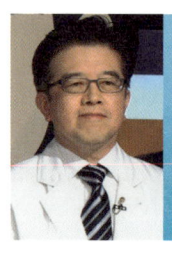

위암 명의 양한광 서울대학교 의과대학 및 서울대학교병원 위장관외과 전문의 서울대학교병원 위암센터장과 대한위암학회 이사장으로 재직 중이다. 2015년 미국외과학회(ASA) 명예위원으로 위촉되고 같은 학회에서 꼽는 세계 50인의 외과의사에도 속해 있으며 한국 최초로 유럽외과학회 명예회원으로도 선정되는 등 세계적인 명의로 인정받고 있다.

가장 먼저 영향을 받는다. 섭취한 음식물은 위에서 2시간 이상 머물다가 소장은 상대적으로 빨리 지나가기 때문에 음식물 속에 암을 유발하는 요인이 있는 경우 오래 머물러 있는 위에서 발생할 가능성이 높다.

위암에 특히 취약한 위험군으로는 한국인이 꼽힌다. 2012년 세계보건기구(WHO)에서 국가별 위암 발병률을 조사한 결과, 우리나라가 10만 명당 41.8명꼴로 세계 1위를 차지했다. 이 결과를 바탕으로 세계보건기구에서는 위암이 한국인의 생명을 가장 위협하는 암이라고 경고한 바 있다.

건강보험공단과 건강보험심사평가원이 공동 발간한 〈2014년 건강보험통계연보〉에 따르면, 2014년 신규로 등록한 위암 환자는 2만8287명으로 하루 평균 77.5명의 위암 환자가 발생하는 것으로 밝혀졌다.

위암 부르는 짠맛

그렇다면 한국인은 왜 유독 위암에 취약할까. 대부분의 암은 서구화된 식습관 때문에 발생하는 것으로 알려져 있지만 위암은 우리의 전통 식습관에서 비롯되는 경우가 많다고 한다.

전 세계 위암 환자의 50% 이상이 한국, 중국, 일본에서 발생하는데 이 세 나라의 공통점이 소금기 많은 음식, 즉 염장식품을 즐겨 먹는다는 것이다. 매운 음식이 많은 동남아보다 한중일의 위암 발병률이 높다는 점은 매운 음식보다 짠 음식이 위험하다는 사실을 증명한다.

짠 음식이 위암을 부추기는 이유는 위 점막을 지속적으로 손상시키고 궤양을 유발해 발암물질이 작용하기 쉬운 환경을 만들기 때문이다. 또 소금을 과다 섭취하면 급성 및 만성 위염과 위궤양을 일으킬 수 있는 헬리코박터 파일로리균에 감염되기 쉽고 소금과 헬리코박터 균이 만나면 시너지 효과가 생겨 위암 발생 위험을 더욱 높이는 것으로 알려져 있다.

우리나라의 하루 소금 섭취량은 약 12.5g으로 세계보건기구(WHO)의 섭취 권장량인 5g보다 2.5배 많다. 건국대 의학전문대학원 박정환 교수와 김성권 서울대 명예교수 연구팀이 2009~2011년에 걸쳐 3년간 국민건강영양 조사 참가자 1만9083명을 분석한 결과, 매우 짜게 먹는 사람은 싱겁게 먹거나 적당한 간으로 먹는 사람보다 위암 발생률이 2.7배 높은 것으로 나타났다. 소금 섭취를 당장 줄이기 어려우면 소금 대신 간장을 쓰는 것이 낫다. 간장을 사용하면 비슷한 정도의 짠맛을 내더라도 나트륨 함량을 최대 69%까지 줄일 수 있기 때문이다.

헬리코박터 균 감염의 주요인, 식기 공유 문화

헬리코박터 파일로리균은 세계보건기구(WHO)에서 위암을 일으키는 1군 발암물질로 규정하고 있다. 헬리코박터 균은 위 점막에 기생하는 세균 집단으로, 방치할 경우 위벽을 자극해 염증을 일으키고 위암의 원인이 되는 위축성 위염, 장상피화생, 이형성증으로 진행되면서 유전자의 변이를 일으켜 위암 발생 위험을 2.8~6배까지 높인다. 헬리코박터 균은 전 세계 인구의 반 이상이 감염돼 있을 정도로 흔하고 우리나라도 전 국민의 46.6%가 감염돼 있는 것으로 알려져 있다. 특히 성인의 감염률은 69.4%나 된다.

문제는 이 헬리코박터 균이 사람에서 사람으로 전염되기 쉽다는 데 있다. 반찬이나 찌개, 술잔 등 식기를 공유하는 우리의 문화적 특성으로 인해 우리나라는 구강을 통한 감염 비율이 상당히 높다. 국민의 약 70%가 보균자로 추정되고 있으며 감염을 치료한 후에도 식문화를 고치지 않는 한 재감염의 위험이 높다.

물론 헬리코박터 균에 감염됐다고 해서 곧 위암 환자가 된다는 뜻은 아니다. 헬리코박터 균이 위암 발병에 독립적으로 관여한다고 보기엔 아직 의학적 증거가 충분치 않기 때문이다. 그러나 헬리코박터 균 감염률이 높은 나라에서 위암 발병률도 높다는 사실에 근거할 때 균 감염자가 위암에 걸릴 위험이 상대적으로 높은 것은 분명하다.

위암의 특징과 증상

위는 배의 윗부분 왼쪽 갈비뼈 아래쪽에 위치하며 위쪽으로는 식도, 아래로는 십이지장과 연결돼 있다. 생김새는 오른쪽 아래로 처진 듯한 J형의 주머니

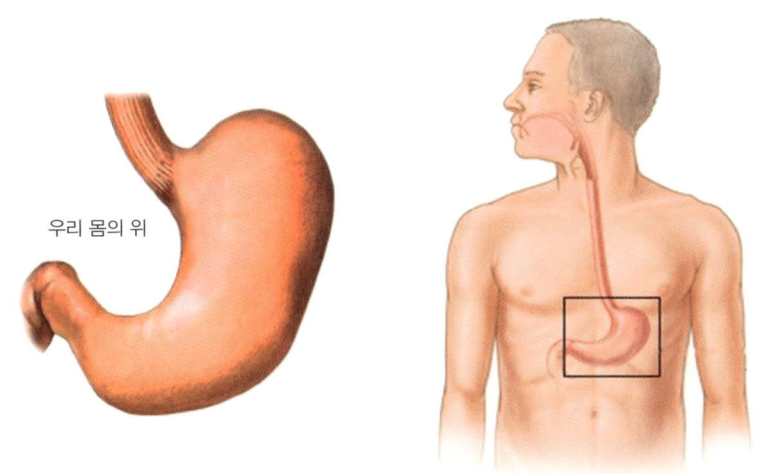

우리 몸의 위

주머니 모양의 위

모양으로 평소에는 주먹만 했다가 음식물이 들어가면 그 부피가 최대 2L까지 늘어난다.

위암은 소화기관이자 면역기관 역할을 하는 위에 악성종양이 생기는 질환이다. 위 모든 부위에서 발생할 수 있지만 65%가 위 아랫부분(하부)에서 발생한다. 위벽의 두께는 3~8mm 정

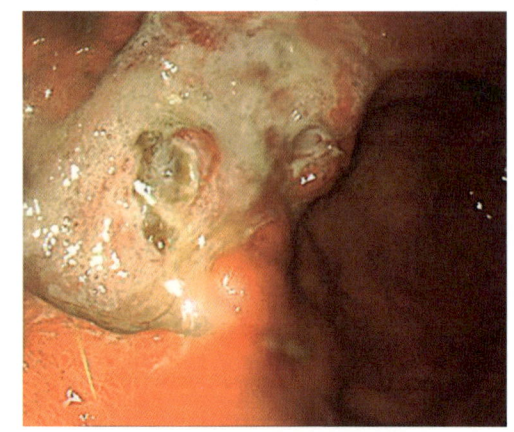

위 내시경을 통해 본 위암 덩어리

도이고, 위의 가장 안쪽부터 바깥쪽으로 점막층, 점막하층, 근육층, 장막층 총 4개의 층으로 이루어져 있는데, 미끈미끈한 점막 상피에 악성종양이 생기는 경우가 전체 위암의 90% 이상을 차지한다. 위 점막에서 시작된 암이 시간이 지나면서 위벽을 더 파고들면 점막하층, 근육층, 장막층으로 퍼지고, 급기야 위 밖으로 퍼져 다른 장기로 전이된다. 따라서 암세포가 위벽을 얼마나 침범해 있는가에 따라 위암의 기수를 나눌 수 있다.

위암 기수에 따른 특징과 생존율

위암은 암세포가 ① 위벽을 얼마나 깊이 침범했는지 ② 위 주변 림프절에 몇 개나 전이가 되었는지 ③ 다른 장기로의 전이가 있는지에 따라 1~4기로 나뉜다. 1기에 발견하면 5년 생존율이 약 94%에 달할 정도로 높지만 4기에 발견하면 생존율이 약 10%밖에 되지 않는다.

암세포가 점막 또는 점막하층에 침범해 주변 림프절로의 전이 확률이 낮고

완치율도 높은 암을 조기위암이라고 하고 근육층 이상을 침범해 주변 림프절 전이가 50% 이상 있는 암을 진행위암이라고 한다. 여기서 더 진행돼 장막을 뚫고 위 밖으로, 즉 복강으로 퍼지거나 혈관을 따라 간, 폐, 뼈 등 다른 장기에 전이가 되면 4기 암이라고 부른다.

대개 조기위암에서 진행위암으로 가는 데 평균 2년 반 정도 걸리는 것으로 알려져 있다. 따라서 검진을 2년에 한 번 하면 조기위암에서 발견될 확률이 80%, 매년 검진하면 99%까지 높아진다.

우리 몸 바깥쪽은 신경이 발달돼 있지만 안쪽은 둔감하다. 위암의 가장 흔한 증상은 소화불량, 속쓰림, 상복부 통증, 이유 없는 불편감, 오심, 체중감소, 식욕감퇴, 피로 등 다양하지만 암이 상당히 진행되기까지 별 증상이 없는 사례가 대부분이다. 또는 암으로 인해 출혈이 일어나 빈혈이 생기고서야 암의 존재를 알게 되기도 한다. 특히 아스피린을 복용하는 중년, 노년층일수록 지혈이 잘 되지 않아 출혈 문제로 우연히 위암을 발견하는 경우가 많다.

하지만 더 심각한 문제는 아래 표에서도 나타나듯 4기 위암 환자 중에서도

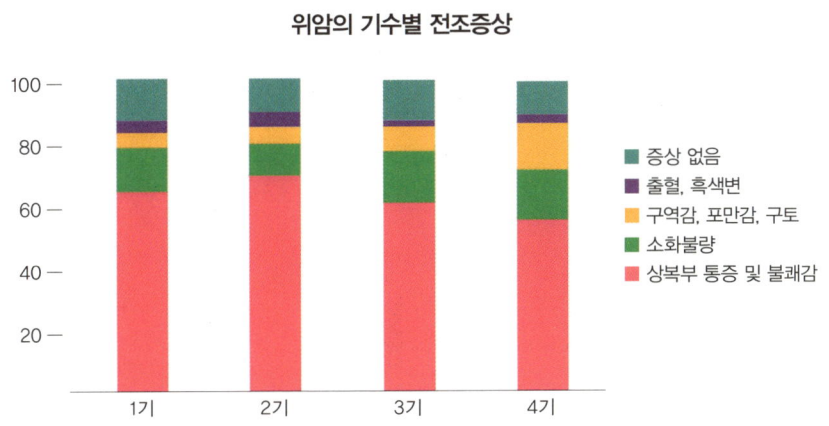

10% 정도는 암이 악화될 때까지 아무런 증상을 느끼지 못한다는 점이다. 결국 위암의 조기 진단을 위해서는 증상이 없어도 정기적으로 위 내시경 검사를 받는 수밖에 없다.

예의 주시해야 하는 위의 이상증후

위암은 대개 만성위염(위축성 위염)에서 장상피화생, 이형성증을 거쳐 위암으로 진행되는 단계를 밟는다. 따라서 각 진행단계별 특징과 증상에 대해 알아두면 조금이라도 빨리 발견하는 데 도움이 된다.

1 위염

위벽 가장 바깥층 표면인 점막 부분에 염증이 생기는 증상을 위염이라고 한다. 염증이 일시적으로 생겼다가 없어지면 급성위염, 3개월 이상 지속되면 만성위염으로 분류한다. 급성위염은 간단한 약물치료나 휴식만으로도 대부분 호전된다. 그러나 만성위염의 경우 치료하지 않고 방치하면 위암으로 진행

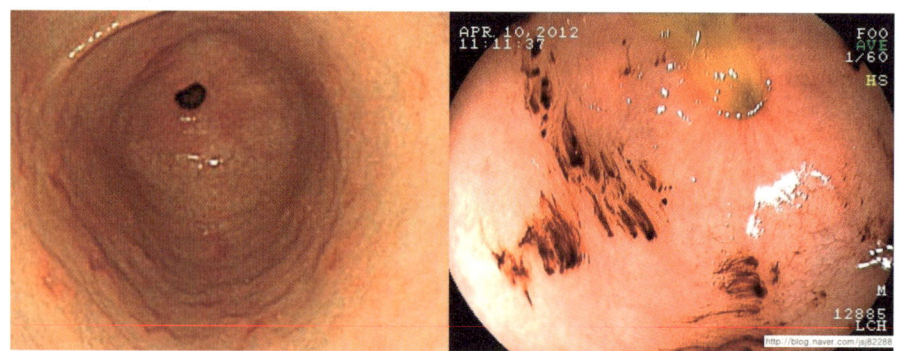

급성위염(미란성 위염과 출혈성 위염)

만성위염(신경성 위염)에서 위암으로 진행된 사례자

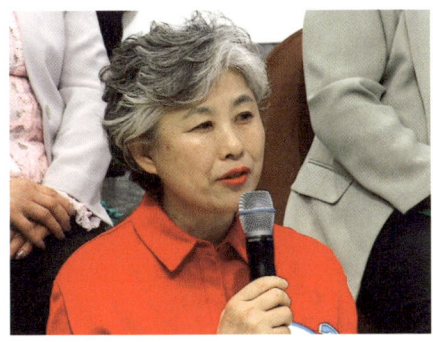

김경옥(63세) 위암 2기

젊을 때부터 만성위염(신경성 위염)을 자주 앓다 2012년 건강검진에서 위암을 발견했다. 위의 3분의 2 가량을 절제한 다음 1년간 항암 치료를 받았고 이후 웃음치료를 통해 우울감과 불안감을 극복해 위암 완치 단계에 접어들었다.

될 가능성이 높다. 만성 위축성 위염이 100% 위암으로 진행되지는 않지만 증상이 심한 경우 10% 이상에서 암 유발 요인이 되는 것으로 보고돼 있다.

급성위염 위 점막에 갑자기 염증이 생기는 증상으로 급성 미란성 위염, 급성 출혈성 위염 등으로 나뉜다. 미란성 위염은 위벽이 깊게 파이지 않고 살짝 벗겨진 증상을, 출혈성 위염은 위 점막에 출혈이 생기면서 위벽이 살짝 벗겨진 경우를 가리킨다. 급성위염은 상한 음식 또는 자극성 강한 음식을 먹거나 커피나 차 또는 향신료를 다량 먹었을 때 생길

신경성 위염이란?

소화가 잘 안 되거나 속이 더부룩하고 쓰린 증상이 나타나면 위염을 의심하는 사람이 대부분이다. 실제 위염이나 위궤양이 있을 때도 이런 증상이 생길 수 있지만 내시경 상으로 아무런 이상이 없어도 나타날 수 있다. 이처럼 위장에 문제가 없음에도 상복부 불쾌감이나 통증이 생기는 경우를 '기능성 소화불량증'이라고 하는데 이해하기 쉽도록 '신경성 위염'으로 설명하기도 한다.

수 있다. 복부에 갑자기 불쾌감이 느껴지거나 매스꺼움, 속쓰림, 구토, 두통 등이 있으면 급성위염을 의심해야 한다.

만성위염(위축성 위염) 만성위염은 염증이 3개월 이상 지속되면서 위 점막이 혈관이 보일 정도로 얇아지는 증상이다. 장기간 불규칙한 식생활과 음주, 흡연을 하는 경우, 오랜 기간 소화 장애에 시달리거나 약물을 복용하는 경우, 스트레스가 심각한 경우 만성위염이 생길 수 있다. 주로 명치 부위가 쓰리고, 복부 위쪽에 팽만감이 느껴지며 구토, 소화불량 등의 증상이 나타난다.

2 위궤양

점막이나 피부 상피가 갈라지는 증상을 궤양이라고 한다. 위궤양은 위염이 점막하층 이상으로 깊이 파고 내려가 손상된 상태를 말한다. 점막이 갈라진 부위에는 주변의 세포가 파괴되거나 괴사를 일으킨다. 양성종양의 일종이지만 위암이 궤양을 동반하는 경우가 많기 때문에 위에 궤양이 생기면 위암이 그 가장자리에 숨어 있는 경우가 많다. 따라서 조직검사를 통해 암 여부를 확

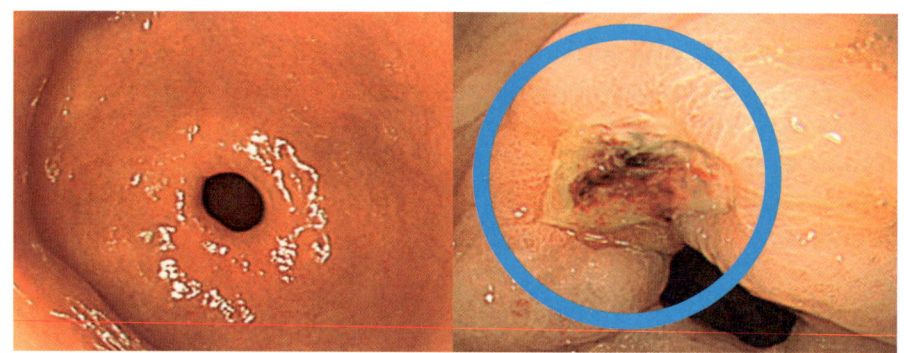

정상 위 VS 위궤양

인해야 한다.

위궤양의 주요 증상으로는 날카로운 통증, 위산 역류, 위출혈, 위나 가슴이 무겁고 답답한 느낌, 구토, 식욕변화 등이 있다. 통증은 뱃속의 특정 부위가 쓰리듯 아프거나 송곳으로 찌르는 것처럼 나타날 수 있으며 식사 후 30분~2시간 후부터 통증이 시작돼 음식물이 위에서 완전히 빠져나갈 때까지 계속된다. 트림을 하면 기분 나쁜 느낌이 들기도 한다.

궤양이 심해 위벽 내부에 있는 모세혈관을 침범하면 출혈이 발생한다. 미량의 출혈은 감지하기 어려운 경우도 있으나 심하면 음식물을 토할 때 피가 뒤섞이거나 대변이 검은색으로 변하기도 한다.

3 장상피화생

장상피화생은 위 점막이 장 점막처럼 바뀌는 증상이다. 만성위염으로 위 점막 세포가 오랫동안 손상과 재생을 반복하다보면 어느 순간 위 점막 표면이 울퉁불퉁해지고 소장이나 대장의 점막 세포와 비슷한 모양으로 바뀌는 장상피화생이 나타난다. 국내 보고에 따르면 위내시경을 받은 사람의 20~30%에

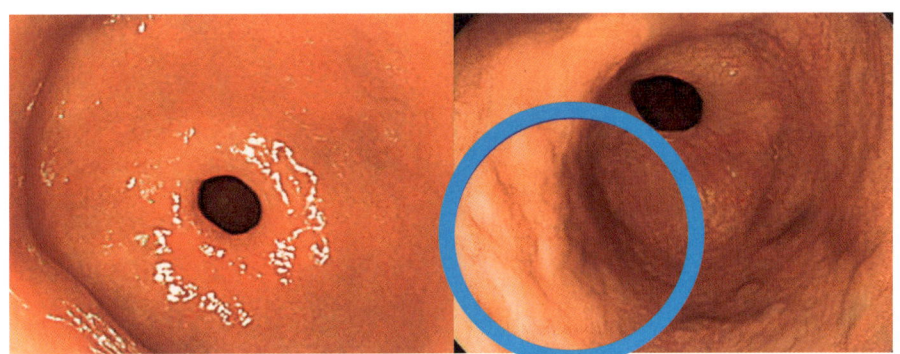

정상 위 VS 장상피화생

서 장상피화생이 관찰되며, 장상피화생이 있는 경우 위암 발병률이 10.9배 높아진다.

4 이형성증

이형성증은 정상적인 위 점막의 상피세포가 암세포 형태를 닮아가는 증상이다. 장상피화생이 진행되면 위 점막 표층에 암 비슷한 세포가 생기는 이형성증 단계로 넘어가고 위암으로 진행된다. 위축성 위염이나 장상피화생이 100% 위암으로 진행되지는 않지만 만성위염(위축성 위염)의 약 80%가 장상피화생으로, 장상피화생의 약 20%가 위암으로 진행되는 것으로 알려져 있다. 따라서 위축성 위염이나 장상피화생을 동반한 위염이 있는 경우에는 최소 1년에 한 번은 정기적으로 내시경 검사를 통해 위암의 전 단계인 이형성증으로 진행되는지 여부를 확인해야 한다.

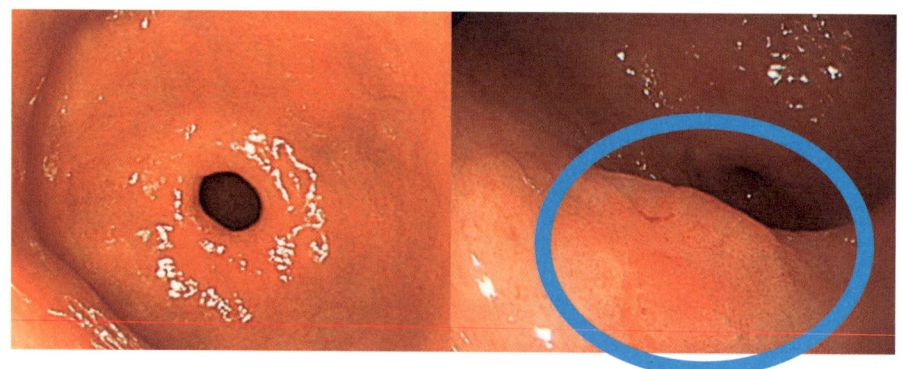

정상 위 VS 이형성증

꼭 알아둬야 할 위암
Q&A

Q 방귀, 트림이 잦으면 위암을 의심해야 할까?
A 방귀와 트림이 잦다고 모두 위암을 의심할 필요는 없지만 소화기계 질환의 증상은 대개 비슷해서 증상만으로는 병을 특정하기 어렵다. 그러므로 불편한 증상이 지속되면 검사를 받아보는 것이 좋고 정기적으로 내시경 검사도 해야 한다.

Q 위 전 절제수술 후 위가 없어도 생활할 수 있나?
A 위암 환자의 20% 정도는 위를 전부 절제하는 위 전 절제술을 받는다. 위를 전부 제거하면 음식을 먹는 데 적응 기간이 필요할 뿐 소화 흡수 능력은 조금씩 회복되므로 생활하는 데 큰 지장은 없다. 오히려 위가 일부 남아 있으면 역류성 위염 등이 생길 수도 있다. 단, 위를 전부 절제하면 비타민, 철분을 흡수하는 기관이 줄어들어 이들 영양소가 부족해질 수 있으므로 정기적으로 비타민 B12를 주사로 보충해줘야 한다.

Q 위암 4기말 환자에게는 수술을 권하지 않는다고 하던데 이유는?
A 4기말 환자의 경우 수술이나 항암화학요법으로 치료한 경과가 비슷하기 때문이다. 항암화학요법은 크게 두 가지 목적으로 시행한다. 첫째, 1~3기 환자들의 수술 후 재발 방지를 위해 보조적 치료가 필요할 때 둘째, 4기말 환자들의 암 진행 속도를 늦추고 생존기간을 늘리기 위해, 또

는 다른 장기로의 원격 전이 가능성이 있어 수술이 힘들다고 판단될 때 암세포의 침범 정도를 축소할 목적으로 시행된다. 최근에는 환자에게 꼭 맞는 항암제를 찾기 위해 여러 마리의 실험쥐에게 환자의 암세포를 이식한 다음 여러 항암제를 투여해 효과를 비교한 후 사용하기도 한다.

Q 위암도 가족력의 영향을 받을까?
A 위암도 유전적 소인을 무시할 수 없다. 일가친척을 포함한 가계 내에 3명 이상 또는 3대에 걸쳐 위암 환자가 있다면 위암 발생 확률이 높을 수 있으므로 정기적인 검진이 필요하다.

Q 속 쓰릴 때마다 제산제를 먹어도 되는지?
A 제산제는 위산의 농도를 희석시켜 일시적으로 통증을 완화하는 효과가 있다. 문제는 위암 초기 증상으로 속쓰림이 반복되는 경우 제산제로 다스리다가 자칫 병을 키울 우려가 있다는 점이다. 제산제가 암세포를 코팅해 증상을 완화시키는 효과가 있기 때문이다. 실제 암으로 인한 증상인 줄 모른 채 제산제만 복용하다가 치료시기를 놓치는 사례를 종종 볼 수 있다.

Q 속 쓰릴 때 제산제 대신 우유를 마시는 것은 괜찮지 않나?
A 결론부터 말하자면 그렇지 않다. 속 쓰린 증상은 소화액과 밀접한 관련이 있다. 위에서 분비되는 위산은 소화에 꼭 필요한 성분이지만 지나치게 많이 분비되거나 다른 장기로 넘어가면 위벽이나 식도를 손상시킨다. 이로 인해 쓰린 증상이 나타날 때 우유를 마시면 통증이 완화되고 위벽도 보호할 수 있다고 믿는 사람이 많은데 속 쓰릴 때 우유를 마시는 것은 불난 데 기름을 붓는 것과 같다. 우유 속 단백질인 카제인을 소화시키

기 위해 더 많은 위산이 분비되기 때문이다. 또 우유에 풍부한 칼슘 성분도 위산 분비를 촉진한다. 속 쓰릴 때마다 우유를 마시는 습관을 장기간 지속하면 소화성 궤양이 생기기도 쉽다.

Q 탄산음료를 마시면 소화가 더 잘되는 것 같은데 실제 도움이 되는지?
A 탄산음료를 마시면 몸에 흡수되고 남은 탄산가스가 입 밖으로 다시 나와 트림을 하게 되므로 소화가 잘되는 것처럼 느껴질 뿐 실제 탄산음료가 소화를 돕지는 않는다. 탄산음료에는 음식물을 쪼개거나 위산 분비를 촉진하거나 음식물이 매끄럽게 이동하도록 하는 등 소화를 돕는 성분은 없기 때문이다. 오히려 산성을 띠는 탄산음료가 위에 자극을 주거나 식도의 괄약근을 이완시켜 위산이 역류하는 위식도 역류질환을 유발할 수 있으므로 소화에 방해가 될 수도 있다.

Q 밥을 물에 말아 먹으면 위 건강에 좋지 않다고 하던데….
A 밥을 물에 말면 제대로 씹지 않고 훌훌 넘겨버리기 때문에 입에서 소화시키는 과정이 생략된다. 이렇게 되면 위에 부담을 주게 돼 장기적으로는 위 손상을 유발할 수 있다. 또 밥과 함께 물을 많이 마시게 되면서 소화능력을 희석시켜 2차적 문제를 야기할 수도 있다. 국에 밥을 말아 먹는 습관도 마찬가지다. 물이나 국에 밥을 말아 먹을 때는 더 많이 씹는 것이 좋고 국물에 말아 먹는 것보다 죽으로 먹는 것이 훨씬 좋다. 쌀을 푹 끓이면 쌀에 함유된 전분이 물에 녹아 나와 소화 흡수가 훨씬 잘 되기 때문이다.

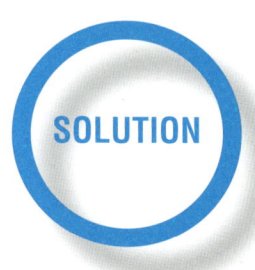

SOLUTION 위암 이겨낸 몸신 부부의 건강밥상

김종문·김지영 부부는 남편의 위암 수술을 계기로 식이요법에 관심을 갖게 됐다. 1998년 위암 말기 판정을 받고 위의 3분의 2가 암세포로 뒤덮인데다 림프절에도 전이돼 위의 3분의 2와 십이지장까지 잘라낸 후 위와 소장을 연결하는 수술을 받았다.

수술 후 1년간 항암 치료를 해야 하는 상황이었으나 몸무게가 75kg에서 46kg까지 빠지면서 항암 치료의 고통을 견디지 못하고 4번 만에 포기하고 말았다. 이후 태안으로 내려가 '최고의 항암제는 먹는 음식에 있다'는 믿음으로

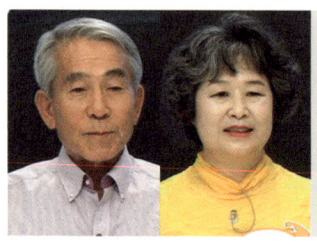

몸신 김종문(75세)·김지영(59세) 부부
김종문 씨는 1998년 57세에 위암 말기 판정으로 위 절제수술을 받았다. 이후 항암 치료를 다 마치지 못했음에도 건강한 식습관 관리로 위암 후유증을 극복하는 데 성공했다.

식이요법을 꾸준히 실천해 5년 만에 완치 판정을 받았다. 몸신 부부가 위암 극복에 가장 크게 도움이 됐다고 생각하는 두 가지 음식을 공개한다.

공개! 몸신의 위암 치유식

소화 잘 되고 영양도 만점! 이쁜이떡

일명 '이쁜이떡'은 현미찹쌀에 쑥과 검은깨를 넣고 빚은 쑥깨찰떡으로 위암 수술 후 음식을 입에 대지 못하던 남편의 입맛과 건강을 되찾아주기 위해 부인이 개발한 음식이다. 담백하고 영양 만점인 떡 덕분에 기력을 회복한 남편이 감사의 뜻을 담아 직접 붙인 이름이다.

▶**쑥과 검은깨의 효능** 쑥은 위의 혈액순환을 원활하게 하고 소화 흡수를 도와 위의 피로를 덜어주는 효과가 있다. 또 비타민과 미네랄 등이 풍부할 뿐 아니라 피를 맑게 하고 혈액순환을 도와 위 점막의 혈행 개선에도 좋다. 섬유질도 풍부해 장의 연동운동과 점액 분비를 원활하게 하는 기능도 한다. 몸에 쌓인 콜레스테롤과 노폐물을 제거해 혈압을 낮추는 효과도 뛰어나 마늘, 당근

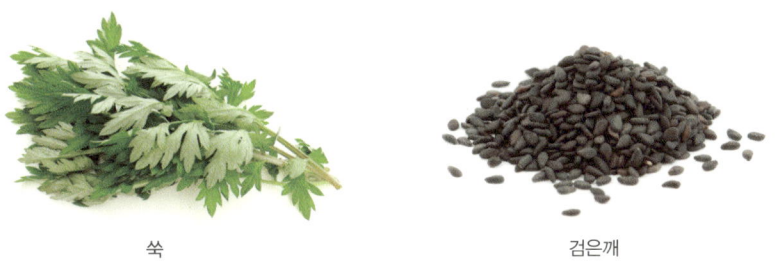

쑥   검은깨

과 함께 성인병 예방에 좋은 3대 식물로 꼽히기도 한다. 특히 쑥에는 암세포의 증식을 억제하는 베타카로틴이 2246㎍이나 함유돼 있어서 암세포가 몸에 자리 잡지 못하도록 억제하는 항암 효과도 뛰어나다.

검은깨에는 소화효소와 지방질이 풍부해 위를 매끄럽게 해주는 데 도움이 된다. 레시틴, 칼슘, 인 등 검은깨 속에 풍부한 성분은 신진대사와 혈액순환에 좋다. 특히 쑥은 한의학에서도 우수한 약재로 꼽힌다.

우리나라 속담에 '7년 된 병을 3년 묵은 쑥을 먹고 고쳤다'는 말이 있을 정도로 쑥의 효능은 잘 알려져 있다. 〈동의보감〉에도 쑥은 따뜻한 성질을 지니고 있으며 위장과 간장, 신장의 기능을 강화해 복통 치료에 좋다고 기록돼 있고 〈본초강목〉에도 '쑥은 속을 덥게 하고 냉을 쫓으며 습을 없애준다'는 기록이 있다. 제철인 3월에 어린 쑥을 따서 삶아 냉동실에 보관하면 1년 내내 두고 먹을 수 있다. 줄기가 뻗어나가지 않고 응달에서 자란 어린 쑥일수록 부드럽고 맛과 향도 좋다.

▶**현미찹쌀의 효능** 현미찹쌀은 찹쌀의 겉껍질만 벗기기 때문에 식이섬유와 비타민 B군, 미네랄, 단백질 등 영양소가 풍부하다. 식이섬유는 위 기능을 활성화하고 배아는 소화효소 효능이 있어 소화 기능이 약한 사람에게 특히 이롭다. 한의학에서는 현미찹쌀의 성질이 따뜻하기 때문에 몸이 찬 사람이 먹으면 성인병을 예방하는 효과가 있다고 한다.

현미찹쌀

이쁜이떡(쑥깨찰떡) 만들기

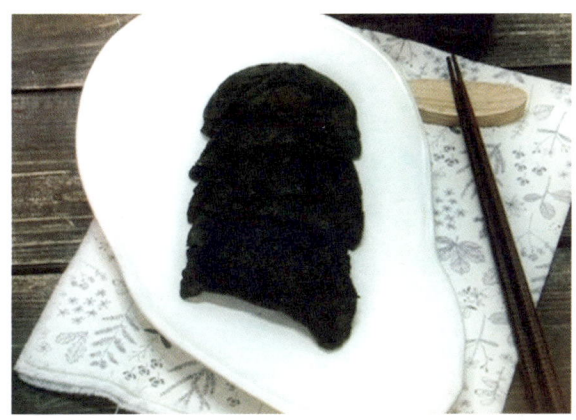

재료 쑥, 현미찹쌀, 검은깨, 꿀

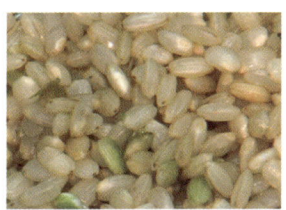

1. 현미찹쌀은 잘 씻어 물에 담가 12시간 정도 충분히 불린다.

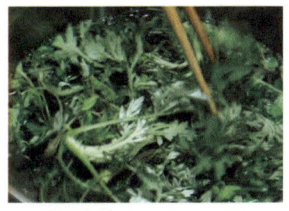

2. 쑥은 씻어서 끓는 물에 소금을 넣고 삶아 준비한다.

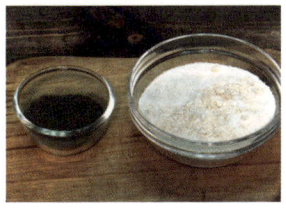

3. 준비한 현미찹쌀과 쑥을 가정용 제분기를 이용해 곱게 간다.
★ 일반 믹서는 곱게 갈리지 않으므로 가정용 제분기가 없으면 방앗간을 이용하는 것이 좋다.

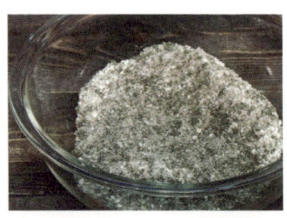

4. 곱게 간 현미찹쌀과 쑥에 반죽이 너무 물러지지 않도록 물을 적당량 붓고 잘 치대서 반죽을 만든다.

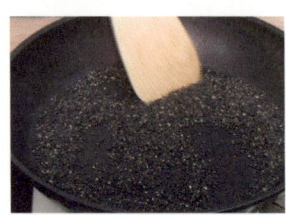

5. 검은깨는 타지 않도록 살짝 볶아 곱게 간다.
★ 기름이 배어나올 정도로 깨를 곱게 갈아야 소화가 잘 된다.

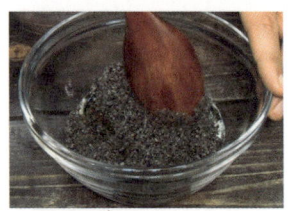

6. 검은깨 가루에 꿀을 적당량 넣고 골고루 섞어 속을 만든다.

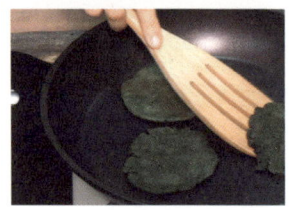

7. 떡 반죽을 탁구공 크기만큼 떼어 프라이팬에서 납작하게 눌러가며 앞뒤로 굽는다.

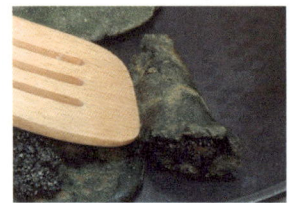

8. 반죽이 적당히 익으면 검은깨 속을 넣고 반죽을 반으로 접어 노릇하게 부친다.

소화는 물론 구토 증상에도 효과적인 무청죽

위의 일부 또는 전체를 제거하는 위암 수술 후에는 소화 흡수가 잘 되는 음식을 섭취하는 것이 무엇보다 중요하다. 무청죽은 소화 흡수를 도와 속을 편안하게 해주고 구토 증상을 완화하는 데도 효과적이다.

▶**무청의 효능** 무에는 천연 소화제로 불리는 디아스타아제와 같은 소화효소가 많이 함유돼 있다. 따라서 위가 약해 설사를 자주 하는 사람에게 특히 좋고 과식하거나 위가 불편할 때 무즙을 먹으면 속이 편안해지는 효과를 볼 수 있다. 무에 포함된 알릴화합물도 위액의 분비를 도와 소화를 촉진하는 작용을 한다. 또 위산을 중화하는 효과도 있어서 트림, 속쓰림 등 위산 과다 증상을 완화하고 단백질과 지방의 소화도 돕는다. 무청에는 무의 비타민 C가 집중돼 있을 뿐 아니라 뿌리에는 없는 비타민 A도 풍부해 영양학적으로도 매우 우수하다.

무청

▶**찹쌀의 효능** 찹쌀은 멥쌀보다 차진 식물성 식이섬유가 풍부하고 몸을 따뜻하게 하는 효능이 있다. 소화과정에서 위벽을 자극하지 않고 위 점막을 보호해주므로 위암은 물론 만성위염, 위궤양 등으로 인해 소화 기능에 문제가 있는 환자에게 좋다. 특히 찹쌀로 쑨 죽은 소화도 잘 될뿐더러 위 기능을 회복하는 데도 도움이 된다. 또한 뼈 건강에 이로운 비타민 D도 풍부해 환자들의 체력회복에도 좋은 식품이다.

찹쌀

무청죽 만들기

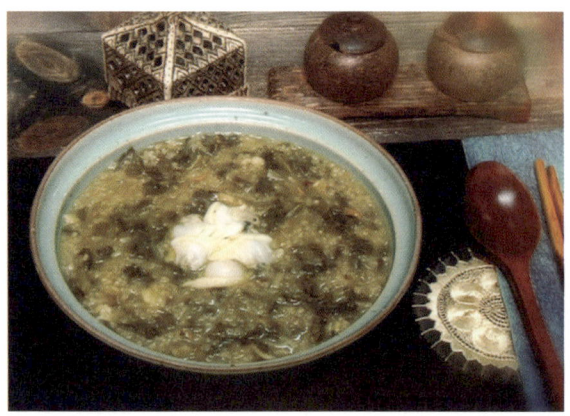

재료 무청, 찹쌀, 바지락, 양파, 참기름, 된장

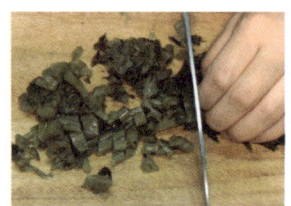

1. 말린 무청을 삶아서 부드럽게 만든 후 잘게 썰어준다.

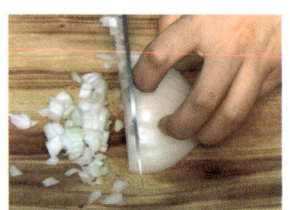

2. 무청 냄새를 잡아줄 양파를 잘게 다진다.

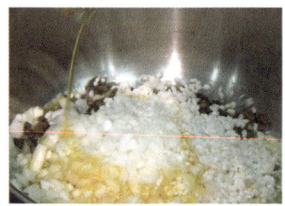

3. 손질해 놓은 무청, 찹쌀, 양파에 참기름을 둘러 함께 볶는다. 찹쌀이 살짝 투명해질 때까지 볶으면 된다.

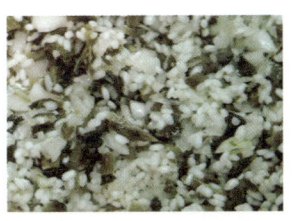
4. 찹쌀 1컵에 물 6컵 정도의 비율로 물을 붓고 죽이 될 때까지 끓인다.

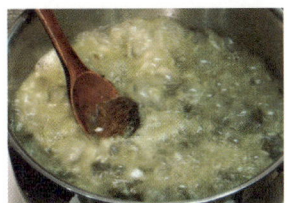
5. 죽이 끓으면 된장을 약간 첨가해 싱거운 정도로 간을 맞춘다.

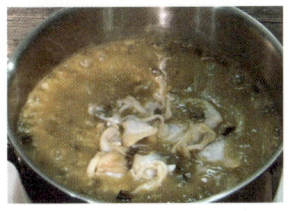
6. 죽이 완성될 때쯤 바지락을 넣고, 바지락이 익을 만큼 끓여준다. 단백질 보충을 위해 굴, 닭고기, 소고기를 넣어 끓여도 좋다. 고기를 넣을 때는 고기를 미리 볶아 충분히 익힌 다음 넣어야 한다.

 채널A 〈나는 몸신이다〉 95회 폐암
휴대전화 스캔창을 QR 코드에 대면 해당 동영상을 볼 수 있습니다

암 극복 프로젝트 4

17년째 사망률 1위
암으로 악명 높은
폐암

폐암 환자의 75%는 발견 당시 이미 중증 암 환자

우리 몸에 생길 수 있는 암 종류는 무려 130여 종에 달한다. 그중 폐암은 17년째 국내 암 사망률 1위 자리를 굳건히 지켜오고 있다. 통계상으로는 30분마다 1명씩 사망하는 것으로 알려져 있다. 더욱 두려운 사실은 의학계에서는 16년 후에도 여전히 폐암을 사망률 1위 암으로 예측하고 있다는 점이다.

'폐암은 곧 죽는 병'이라고 생각할 정도로 폐암의 사망률이 높은 이유는 무엇일까. 폐는 우리 몸 가운데 유일하게 외부 공기에 직접 노출돼 있는 장기여서 암이 생기면 진행 속도는 물론 다른 장기로의 전이도 빠른 것이 특징이다. 이

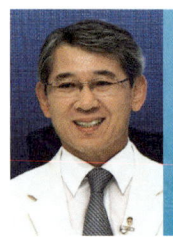

폐암 명의 조재일 삼성서울병원 흉부외과 전문의

삼성서울병원 폐식도암센터장과 대한흉부종양외과학회 회장을 맡고 있다. 2000년 국립암센터에 합류하면서 폐암연구과 책임연구원, 중환자실장, 폐암센터장을 거쳐 국립암센터 병원장까지 역임했다. 수술이 어려운 것으로 여겨지던 3기 폐암에도 수술치료를 적극 도입해 환자의 생존율을 높이는 데 크게 기여했다.

때문에 폐암은 예후가 가장 나쁜 암으로 분류된다.

폐암의 사망률을 높이는 무엇보다 큰 이유는 발견이 늦다는 데 있다. 건강보험심사평가원이 2015년 발표한 자료에 따르면 폐암 환자의 47.3%가 다른 장기로 암이 전이된 4기에 이르러서야 발견되고 25%는 3기말에 발견되는 것이 일반적이라고 한다. 다시 말해 폐암 환자의 약 75%가 발견 당시 이미 다른 곳으로 암세포가 퍼져 수술이 불가능한 상태라는 뜻이다.

전조증상 없이 폐 망가뜨리는 무시무시한 암

폐암이 암 가운데서도 유독 늦게 발견되는 이유는 특별한 전조증상이 없기 때문이다. 폐에는 통증을 느낄 수 있는 지각신경이 없어서 말기에 이를 정도로 진행돼도 아무런 증상을 느낄 수 없는 경우가 대부분이다.

전조증상도 가벼운 기침, 가래 정도에 불과해 대수롭지 않게 여기기 십상이다. 실제 폐암을 조기에 발견하는 환자는 전체 폐암 환자의 5~15%에 불과하다. 폐암 환자의 상당수가 별 이상을 느끼지 못하다가 건강검진이나 다른 병을 검사하는 과정에서 우연히 발견되곤 하므로 증상이 없어도 정기검진을 받는 것이 가장 중요하다.

폐암의 특징과 예방

폐는 좌우 한 쌍이 심장을 둘러싸고 있으면서 공중에 떠있는 장기로 우리 몸

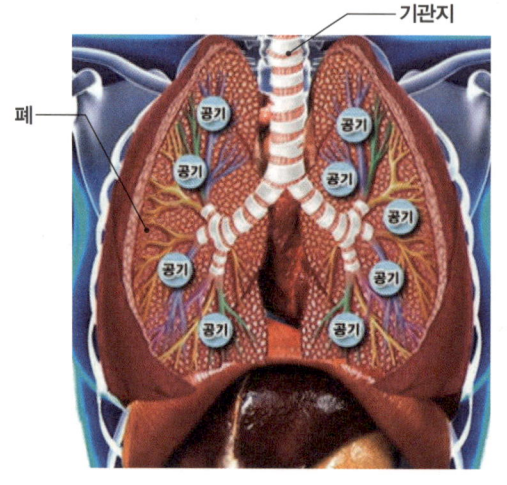

폐의 위치

속 장기 중 유일하게 공기로 가득 차 있어 외부 환경에 매우 민감하고 취약한 특성을 보인다. 부드럽고 말랑말랑한 풍선과 같은 폐포가 3~5억 개 정도 모여 폐를 구성하는데 성인의 경우 양쪽을 합쳐 약 6L의 공기가 들어갈 정도의 크기를 갖고 있다.

폐의 가장 중요한 기능은 호흡을 통해 전신으로 산소를 공급하는 것이다. 태어나서 죽을 때까지 잠시도 쉬어서는 안 되는 우리 몸의 에너지 탱크인 셈이다. 따라서 다른 장기보다 에너지 소모가 많아 망가지기 쉬운 장기이기도 하다. 폐암으로 인해 폐가 망가지면 당장 숨 쉬는 일부터 고통이 된다.

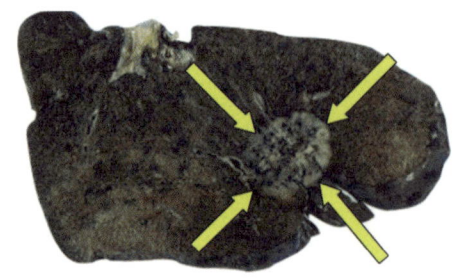

암세포가 퍼진 폐

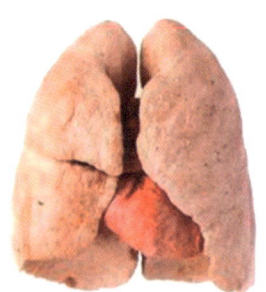

정상 폐

암세포가 퍼진 폐 전체적으로 까맣게 변한 것은 암이 진행되면서 폐가 딱딱하게 굳는 섬유화가 동반된 탓이다. 노란색 화살표가 가리키는 부위가 폐암 덩어리로 이 정도 수준이면 수술적 치료가 어려운 폐암 말기에 해당한다.

폐암의 종류

폐암은 폐에 생기는 악성종양으로 양쪽 폐 어느 곳에나 생길 수 있다. 폐에 생기는 암은 크게 원발성 폐암과 전이성 폐암으로 나뉜다. 폐 세포에 유전자 돌연변이가 일어나 폐 자체에서 암이 유발되는 경우를 원발성 폐암이라고 하고 다른 장기에 생긴 암이 폐로 전이된 경우를 전이성 폐암이라고 한다. 일반적으로 폐암이라고 하면 원발성 폐암을 가리킨다.

폐암의 종류는 암세포의 크기와 형태에 따라 소세포 폐암과 비소세포 폐암으로 구분한다. 현미경으로 암세포를 봤을 때 세포 크기가 작으면 한자의 작을 소(小)자를 써서 소세포 폐암이라고 하고, 암세포 크기가 작지 않은 경우 비소세포 폐암이라고 한다.

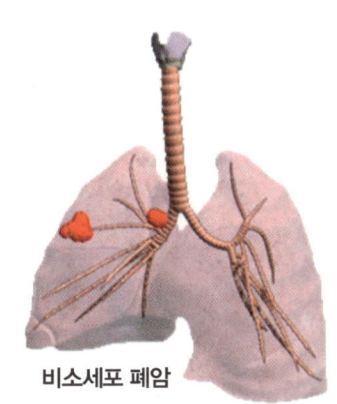

소세포 폐암

비소세포 폐암

1 소세포 폐암

폐암 환자의 약 15~25%에서 발생하는 소세포 폐암은 주로 폐 중심부에서 처음 생겨난다. 암세포의 크기가 작고 악성도가 높아 혈관이나 림프관을 통해 빨리 증식하고 전이도 잘되는 특징이 있다. 그래서 진단 당시 수술치료가 어려운 경우가 많다.

2 비소세포 폐암

비소세포 폐암은 전체 폐암 환자의 80%를 차지할 정도로 흔한 폐암으로 폐의

폐암 기수에 따른 특징과 생존율

기수	진행상태	5년 생존율	특징
1기		85%	암이 한쪽 폐에만 존재하면서 림프절 전이도 없는 상태
2기		50%	암이 한쪽 폐에 존재하면서 주변 림프절로 전이된 상태
3기		30~25%	폐와 폐 림프절, 종격동 림프절까지 암이 전이된 상태
4기		5%	늑막, 뇌, 뼈, 간 등 암이 여러 장기로 전이된 상태

전반적인 부위에서 고루 발생한다. 소세포 폐암에 비해 성장속도가 느리기 때문에 조기 발견만 하면 수술치료로 완치를 기대할 수도 있다.

폐암 위험 높이는 생활습관 및 환경

1 흡연

폐암의 가장 큰 원인은 단연 흡연이다. 세계보건기구(WHO)에서는 '흡연은 전 세계적으로 모든 암으로 인한 사망을 20% 증가시키는 것으로 알려져 있으며, 폐암 사망률도 70%나 증가시킨다'고 발표한 바 있다. 우리나라 국가암정보센터에서도 '흡연은 폐암의 가장 큰 발병요인으로, 폐암 예방법 중 가장

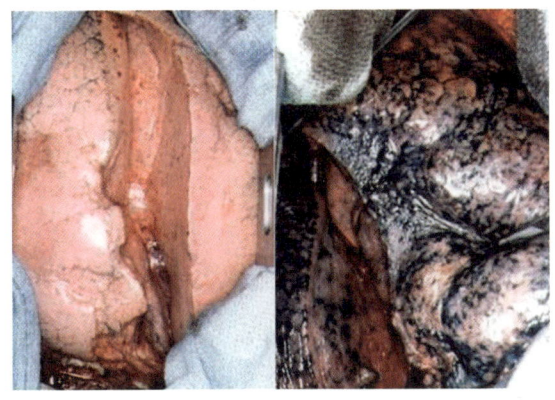

건강한 폐 VS 30년간 흡연한 사람의 폐

건강한 폐는 선분홍빛을 띠면서 표면도 매끈한 반면 흡연자의 폐는 까맣게 변색된 데다 표면도 메마르고 거칠어 보인다.

확실한 방법은 흡연을 하지 않는 것'이라고 했다. 실제 흡연은 폐암의 발생 위험을 13배 증가시키며 장기간의 간접흡연을 통해서도 폐암 위험이 1.5배 증가하는 것으로 알려져 있다. 동남권원자력의학원이 폐암 환자 696명을 대상으로 PET-CT(양전자방출단층촬영)를 통해 흡연과의 관련성을 연구한 결과, 무려 85% 이상의 환자들이 직접 또는 간접 흡연자인 것으로 나타났다.

흡연 양과 기간도 폐암과 밀접하게 관련돼 있다. 매일 한 갑씩 40년간 흡연한 사람은 비흡연자보다 폐암에 걸릴 확률이 20배 이상 높다. 세계적으로 발표된 대규모 역학 연구 결과에서도 흡연자가 비흡연자보다 폐암에 걸릴 위험은 평균 10~20배 이상 높은 것으로 나타났다. 영국에서는 하루 한 갑 이상 담배를 피운 사람은 비흡연자보다 폐암 발병 위험이 무려 30배나 높다는 연구 결과도 발표된 바 있다.

2 간접흡연

'폐암=흡연'이라는 선입견 때문에 흡연자가 아닌 사람은 평소 폐 건강에 크게 관심을 두지 않는다. 우리나라는 남성 흡연자가 여성 흡연자에 비해 월등히 많고 폐암 환자도 여성이 상대적으로 적어 폐암은 대표적인 남성암으로 치부

지금이라도 금연하면 폐암 위험 줄어든다

수십 년 담배를 피웠어도 금연을 시작하는 순간부터 폐암 위험은 감소한다. 금연 20분만 지나도 혈압이 떨어지고 2주 후부터는 폐 기능이 향상되기 시작해 9개월 정도가 되면 폐가 깨끗해지면서 감염 위험도 낮아진다. 그리고 10년 후부터는 폐암으로 인한 사망률이 흡연자의 절반으로 줄어든다. 특히 50세 이전에 금연을 시작해 15년이 지나면 폐암에 걸릴 위험이 비흡연자의 절반으로 감소할 뿐 아니라 관상동맥 질환과 같은 심장병 위험도 비흡연자와 같은 수준이 된다. 금연은 최선의 폐암 예방법이자 수명 연장과 건강 증진의 지름길인 셈이다.

금연 후 시간 경과에 따른 신체 변화

금연 20분 후	혈압 감소
금연 2주 후	폐 기능 향상
금연 1~9개월 후	폐 깨끗해짐, 감염 위험 감소
금연 5년 후	구강암, 후두암, 식도암, 방광암 발병 위험 절반으로 감소
금연 10년 후	폐암 사망률 흡연자의 절반으로 감소
금연 15년 후	폐암 발병 위험 비흡연자의 절반으로 감소 관상동맥(심장동맥) 질환 발병 위험 비흡연자와 같아짐

돼 왔다. 하지만 비흡연자라고 해서 폐암으로부터 완전히 자유롭다고는 할 수 없다. 비흡연자임에도 폐암으로 사망하는 경우 간접흡연이 원인이 되는 사례가 적지 않다. 국립암센터 조사 결과에 따르면 전체 폐암 환자의 15%는 비흡연자였으며 여성 폐암 환자 가운데 비흡연자의 비율은 무려 88%였다.

그러므로 직접흡연은 물론 간접흡연도 피해야 하며 여성은 특히 주의해야 한다. 미국 국립암연구소(NCI)가 50~71세 남성 약 28만 명과 여성 약 18만 5000여 명을 대상으로 실시한 연구에 의하면, 흡연자의 폐암 발생률은 남녀가 비슷했지만 비흡연자의 폐암 발생률은 여성이 남성보다 1.3배 높았다.

간접흡연이 위험한 이유는 비흡연자가 들이마시는 연기의 독성 때문이다. 담배를 피우면 두 종류가 연기가 나오는데 흡연자의 폐 속에서 여과된 뒤 밖으로 내뿜는 연기와 흡연자가 들고 있는 담배에서 나오는 연기다.

이중 담배에서 직접 배어 나오는 연기에는 담배에 포함된 모든 독성물질과 발암물질, 니코틴이 포함돼 있어 몹시 독하고 위험하다. 결국 간접흡연을 하면 담배의 독성물질뿐 아니라 발암물질까지 고스란히 흡입하게 되는 셈이다. 아이들은 간접흡연에 더욱 취약

폐암 4기에 발견한 사례자

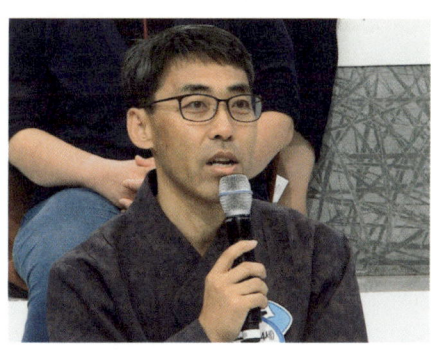

박승근(46세) 폐암 4기말

2014년 샤워 중 가슴에서 여드름처럼 생긴 피부조직을 발견하고 병원을 찾았다가 폐암 4기에서도 완전 말기 판정을 받았다. 발견이 너무 늦은 탓에 현재 대학병원에서 실험하는 임상 약을 복용하면서 한의원 치료를 병행하고 있다.

해서 폐암은 물론 천식, 호흡기 질환 등에 걸릴 위험이 성인보다 훨씬 높다.

3 요리 매연
직접흡연은 물론 간접흡연에도 잘 노출되지 않는 여성들 사이에도 폐암 환자가 적지 않은데 요리 매연에 노출될 기회가 많기 때문이다. 세계보건기구(WHO) 산하 국제암연구소는 요리할 때 발생하는 연기가 암을 유발할 수 있다고 규정하고 있다. 실제 중국에서 시행한 역학조사에서도 요리를 자주 하는 여성이 그렇지 않은 여성에 비해 폐암 발생률이 3.4~8배나 높은 것으로 밝혀졌다.

미국 예방의학저널에서는 비흡연자라도 요리하는 시간이 길면 폐암 발생률이 높다는 논문을 게재하기도 했다. 요리할 때 발생하는 작은 유독성 입자들이 폐를 통해 흡수되면서 폐암 발병 위험을 높이기 때문이다. 그러므로 폐암 예방을 위해서는 요리 시 환기에도 신경 써야 한다.

4 가족력
폐암도 가족력과 일부 연관성이 있으므로 가족 가운데 폐암 환자가 있다면 더욱 주의해야 한다. 국가건강정보포털에 따르면 가족력이 있는 경우 그렇지 않은 경우보다 폐암의 발병 위험이 2~3배 정도 높은 것으로 추정된다고 한다.

5 과거 폐질환
아직 충분히 입증되지는 않았으나 과거에 앓은 폐질환도 폐암의 원인이 되는 것으로 추정되고 있다. 결핵, 만성기관지염, 폐기종 등 폐질환으로 인해 폐가 손상된 경우 발암물질에 노출됐을 때 건강한 사람보다 더 쉽게 폐암으로 이어질 수 있기 때문이다.

폐암 예방하려면 1년에 한 번 건강검진 필수

아무런 전조증상 없이 진행되는 폐암의 특성상 예방을 위해서는 건강검진을 통해 암세포의 발생 여부를 꾸준히 감시하는 것이 최선이다. 보건복지부에 따르면 2017년부터는 고위험 흡연자를 대상으로 무료 CT 검진을 실시한다고 한다. 담배를 매일 1갑씩 30년 이상 또는 2갑씩 15년 이상 피운 55세 이상 74세 이하 흡연자가 대상이다. 또 2019년부터는 국가에서 시행하는 5대 암 검진 항목에 폐암을 포함시키기로 했으므로 폐암이 우려되는 경우 이들 프로그램을 활용하면 도움이 된다.

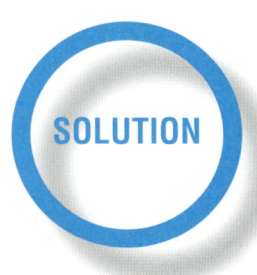

SOLUTION

폐암 극복한 몸신 부부의 항암 식이요법

이수영·이근정 부부는 남편의 폐암 수술 후 건강밥상을 통해 암을 이겨내는 데 성공했다. 2009년 손발이 저린 증상 때문에 병원을 찾았다가 의사의 권유로 건강검진을 한 결과 놀랍게도 비소세포 폐암 2기 진단을 받았다. 3cm나 되는 암 덩어리가 오른쪽 폐에서 자라고 있었으나 아무런 증상도 느끼지 못한 채 살았다.

곧장 오른쪽 폐의 3분의 2를 절제하는 수술을 받고는 약을 한 달간 복용했는데 기침과 설사가 끊이지 않고 식사도 잘 하지 못하는 등 극심한 고통에 시달

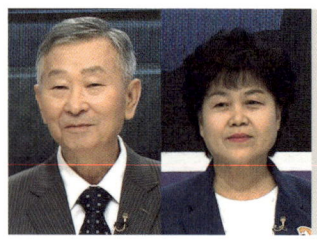

몸신 이수영(72세)·이근정(68세) 부부
이수영 씨는 2009년 폐암 2기 판정 후 폐를 절제하는 수술을 받았다. 이후 항암 치료 대신 건강밥상으로 암을 이겨내려고 노력한 결과 완치 판정을 받는 놀라운 성과를 거뒀다.

리다가 항암 치료를 받지 않기로 결정했다. 이후 아내는 약 대신 음식으로 남편을 살리기로 마음먹었다. 그리고 지극정성으로 남편의 건강을 돌본 결과 폐암 완치 판정을 받고 제2의 인생을 열어나가고 있다.

공개! 몸신의 폐암 치유식

밥 대신 영양만점 과일탕

암 환자는 수술 직후 정상적인 식사가 힘들어 영양섭취에 문제가 생기기 쉽다. 고기나 생선도 잘 먹지 못하는 남편을 위해 아내가 만든 음식이 과일탕이었다. 몸이 회복되기까지 매일 밥 대신 먹었는데 맛도 좋고 영양도 풍부해 하루 종일 든든했다고 한다.

▶**견과류(은행, 잣, 밤)의 효능** 견과류는 중량의 약 20%가 단백질로 구성된 고단백 식품으로 육류 섭취가 어려운 암 환자들에게 유용하다. 섬유질이 풍부해 포만감을 느끼게 하는 효과도 크다.
한의학에서는 은행이 폐를 깨끗하게 해주면서 보호하고 천식과 같은 기관지

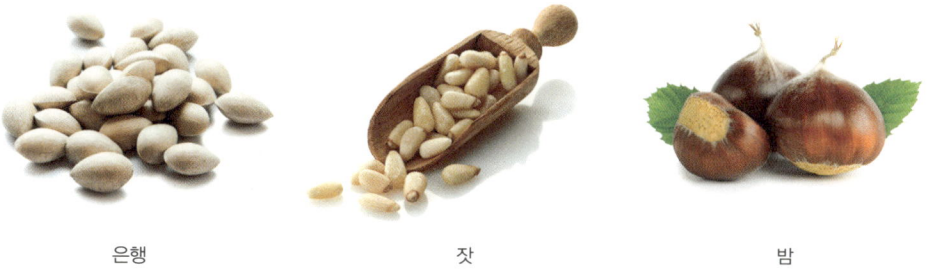

은행   잣   밤

및 호흡기 질환을 개선하는 데도 도움이 된다고 한다. 잣에는 항산화 작용을 하는 비타민 E가 풍부해 암의 증식을 막는 데 좋다. 밤은 탄수화물, 단백질, 칼슘, 칼륨 등이 풍부해 병을 앓고 난 뒤 회복 음식으로 좋은 자양식품이다. 다양한 견과류를 섞어 요리하면 각각의 견과류가 지닌 영양소를 한꺼번에 섭취할 수 있다.

▶**채소(무, 당근)의 효능** 무의 안토크산틴 성분이 폐의 호흡기능을 향상시키고 암을 악화시키는 유해물질을 배출하는 해독작용을 하기 때문에 폐암 환자의 암 극복에 효과적이다. 무를 요리에 활용하면 디아스타아제라는 소화효소가 풍부해 암 환자의 소화를 돕기도 한다. 또 무가 암세포를 없앤다는 연구 결과도 있다. 호서대학교 연구팀에서 A-549라는 인체 폐암 세포를 이용해 무의 항암 효과를 실험한 결과, 무 줄기 추출물과 뿌리 추출물에 암세포를 사멸시키는 효과가 있는 것으로 나타났다.

옛 어른들도 '무를 먹으면 속병을 모른다'고 했을 정도로 무는 예부터 효능이 뛰어난 약재로 사용돼 왔다. 실제 한의학에서는 무를 폐의 기운을 북돋는 대표적인 식품으로 꼽는다. 〈동의보감〉에서도 무를 일러 소화를 돕고 폐와 호흡기를 보호하며 튼튼하게 해준다고 기록하고 있다.

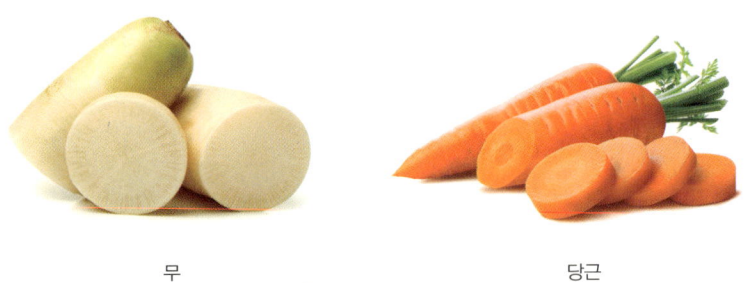

무 당근

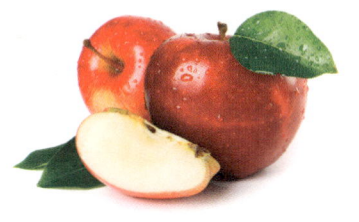
사과

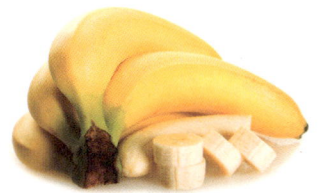
바나나

당근은 항산화 성분이 풍부해 노화 방지에 좋은 것으로 알려진 건강식품이다. 베타카로틴 성분은 폐 속 노폐물을 제거하고 폐암 세포의 생존율을 낮추는 역할을 한다. 실제 스웨덴에서 30세 이상 비흡연자를 대상으로 6년간 연구를 진행한 결과, 육류의 포화지방은 폐암 발생률을 증가시키는 반면, 당근은 폐암을 예방하는 효과가 있다는 사실이 증명되기도 했다.

▶**과일(사과, 바나나, 곶감, 귤, 건포도)의 효능** 사과와 바나나는 강력한 항산화 작용을 하는 대표적인 과일이다. 핀란드국립보건원에서 핀란드인 1만 명을 대상으로 25년간 역학 조사한 결과, 사과 섭취가 폐암 발병률을 58% 감소시키는 것으로 밝혀졌다. 바나나에는 폐암의 진행을 막는 엽산이 다량 함유돼 있기도 하다. 곶감은 표면에 생기는 하얀 백분이 포도당과 과당 성분인데 폐가 답답하거나 기침이 심할 때, 그리고 만성 기관지염 증상 완화에 도움이 된

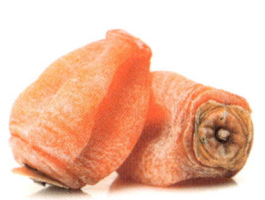
곶감

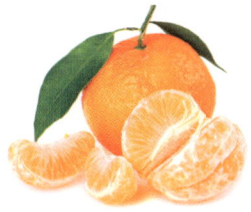
귤

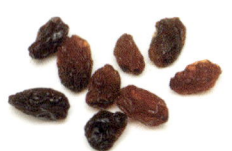
건포도

다. 귤과 건포도 역시 카로틴, 시네프린, 플라보노이드 등 항암 성분이 풍부한 식품이다.

특히 각종 과일에 함유된 영양 성분이 혈액을 맑게 하고 순환을 원활하게 하기 때문에 몸에서 새로운 혈액을 만들어내는 데도 큰 도움이 된다. 암 환자는 영양흡수가 빠르고 암세포의 증식을 억제하는 베타카로틴이 풍부한 식품을 섭취해야 하므로 과일은 충분히 먹는 것이 좋다.

과일탕 만들기

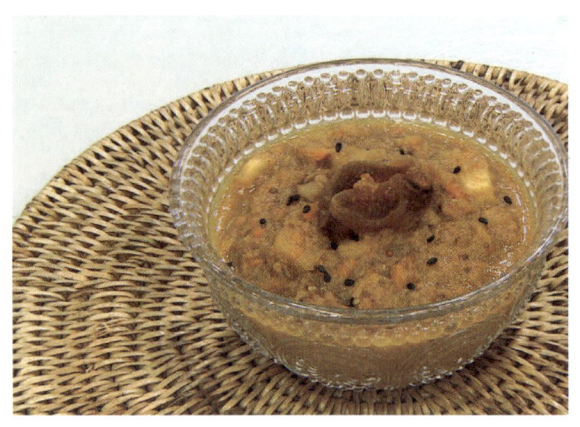

재료 (15일치 분량) : 무 1개, 수박 ½통, 당근 3개, 사과 3개, 바나나 3개, 곶감 5개, 귤 5개, 배 2개, 은행 1컵, 잣 1컵, 생강 1개, 생밤 한 주먹, 참깨, 들깨

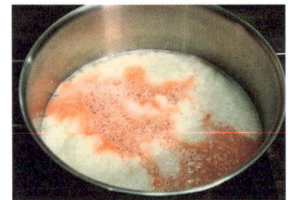

1. 무와 수박을 곱게 갈아 냄비에 넣는다.

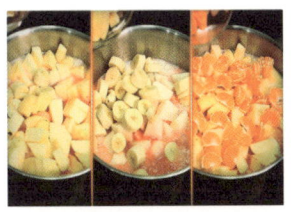

2. 배, 사과, 바나나, 귤, 당근을 잘게 잘라 냄비에 넣는다.

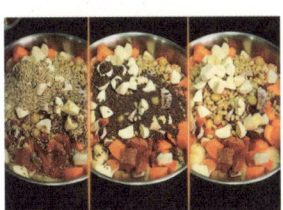

3. 생밤, 생강, 곶감, 은행을 잘라 넣고 참깨, 들깨를 넣어 준다.

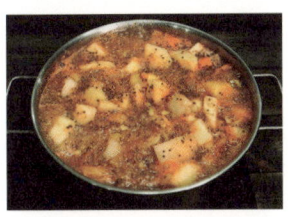

4. 준비된 재료를 다 넣고 센 불로 끓이다가 재료에서 물이 우러나기 시작하면 약한 불에서 눌어붙지 않도록 저어가며 2시간 30분 정도 끓인다.

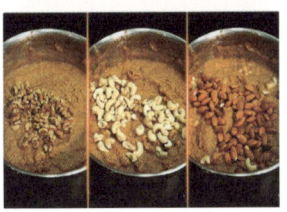

5. 호두, 캐슈너트, 아몬드 등 견과류를 첨가하면 씹는 식감을 즐길 수 있다.

고기 대신 밀고기

암 환자는 수술 직후 고기가 먹고 싶어도 잘 먹지 못한다. 이때 유용한 식품이 글루텐 가루와 견과류 듬뿍 넣어 만드는 밀고기다. 글루텐 가루를 소량 첨가해 고기의 쫄깃한 식감을 살리면서 먹기 편하게 만들면 수술 직후 암 환자도 고기 맛을 즐길 수 있다.

▶**콩(노란 대두)의 효능** 콩은 항암 효과로 널리 알려진 영양 덩어리 식품이다. 특히 노란 대두에는 몸의 면역력을 높여 세포의 노화를 막아주는 레시틴, 사포닌, 이소플라본 등이 풍부하다. 또 식이섬유의 일종인 펙틴이 풍부해 배변활동을 돕고 몸속 유해물질을 몸 밖으로 배출하는 등 해독작용도 한다.

대두

▶**배, 비트의 효능** 배는 예부터 심한 기침이나 기관지의 피로를 푸는 약재로 사용될 만큼 호흡기 질환 치료에 탁월한 효능을 인정받아 왔다. 또 연육효소가 풍부해 고기를 연하게 해서 소화가 잘 되도록 만드는 데 없어서는 안될 재료로도 널리 쓰인다.

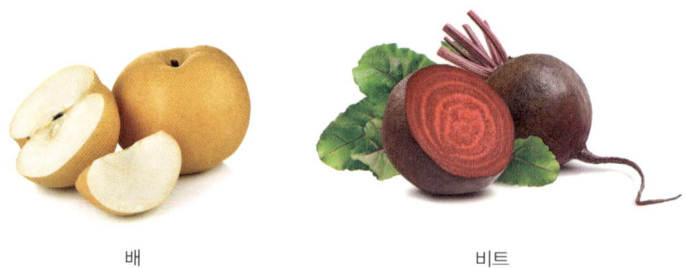

배　　　　　　　비트

비트는 철분이 풍부해 암 환자 혈액 보충에 좋다. 비트의 감칠맛을 내는 베타인 성분은 종양을 없애는 효과가 있어 암 예방에 효과적이고 붉은색을 내는 베타시아닌 성분은 활성산소를 제거해 몸속 염증을 예방하고 치료하는 효과가 있다.

▶**호두, 땅콩, 아몬드, 캐슈너트의 효능** 호두, 아몬드 등은 폐암 세포의 증식을 억제하는 비타민 E가 풍부하고 항산화 물질인 셀레늄도 다량 함유돼 활성산소로부터 세포를 보호하는 기능을 하므로 암 예방에도 효과적이다.

한의학에서는 호두, 잣, 땅콩 등이 폐의 진액을 보충해 폐를 촉촉하게 해주기 때문에 폐의 기운을 강화하는 데 효험이 있다고 한다. 그러므로 감기에 자주 걸리거나 폐가 약해 마른기침을 달고 사는 경우, 폐렴과 같은 호흡기 질환에 자주 걸리는 경우 등 폐가 메마르기 쉬운 사람들에게 특히 좋다.

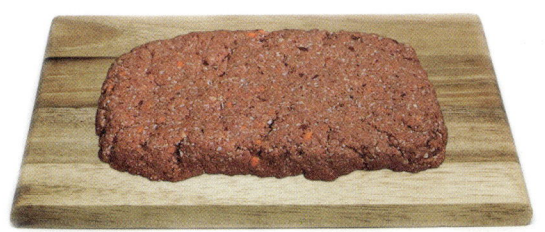

밀고기

밀고기 만들기

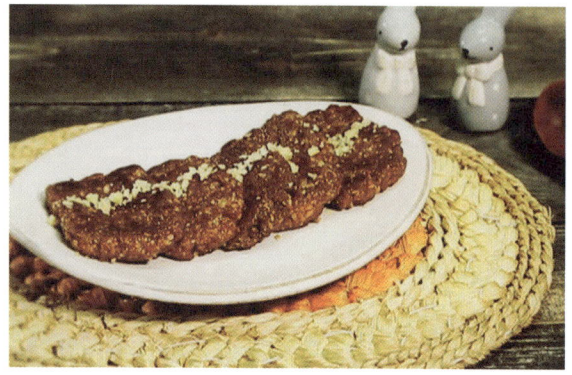

재료 글루텐 가루 500g, 땅콩 1컵, 호두 1컵, 아몬드 1컵, 캐슈너트 1컵, 배 1개, 콩(노란 대두) 1컵, 당근 1개, 양파 1개, 비트, 간장, 다시마 우린 물, 구운 소금, 올리고당

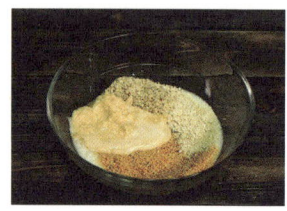

1. 큰 그릇에 곱게 간 배와 양파, 각종 견과류를 넣고 노란 대두는 한 번 삶은 뒤 갈아서 넣는다. 이때 대두는 삶은 물과 함께 넣도록 한다.

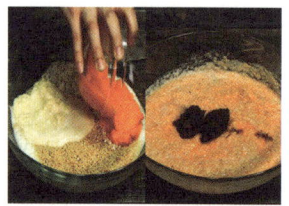

2. 곱게 간 당근을 넣고 재료들을 고루 섞는다. 곱게 간 비트를 넣어 고기의 색을 살리기도 하는데 비트는 취향에 따라 양을 조절하면 된다.

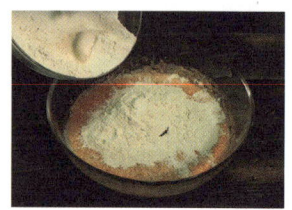

3. 글루텐 가루 500g을 재료와 함께 넣고 되직할 정도로 섞어준다.

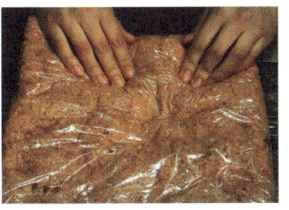
4. 밀폐가 되는 지퍼백에 반죽을 넣어 여러 번 치댄다. 반죽을 오래 치댈수록 밀고기의 쫀득한 맛이 살아난다.

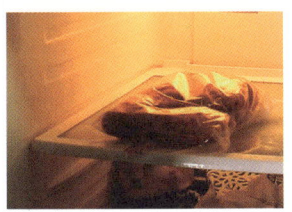
5. 완성된 밀고기는 냉동보관하면 3개월까지 사용 가능하다. 단 반죽에 넣은 채소가 상할 우려가 있으므로 가급적 빨리 먹는 것이 좋다.

떡 대신 부드러운 도토리경단

도토리 경단은 도토리가루와 찹쌀가루를 섞어 찌는 떡으로, 도토리 특유의 쌉싸름한 맛과 짭조름한 맛, 씹는 맛이 매력이다. 도토리에는 몸속 중금속을 해독하는 성분이 풍부해 암 환자의 음식으로 그만이다.

▶**도토리의 효능** 미세먼지나 생활 속 중금속에 많이 노출될수록 폐도 손상되기 쉽다. 도토리에 함유된 아콘산 성분은 폐에 쌓인 중금속이나 여러 유해물질을 흡수해 배출하는 작용을 하므로 폐암 환자에게 안성맞춤이다. 또 장과 위를 강화시키는 작용도 하므로 설사가 잦거나 소화불량에 시달리는 암 환자들에게 효과적이다. 피로회복에도 탁월한 효과가 있어서 암 환자의 기운을 회복하는 데도 도움이 된다.

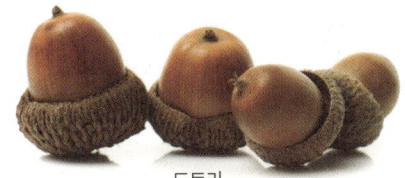
도토리

도토리경단 만들기

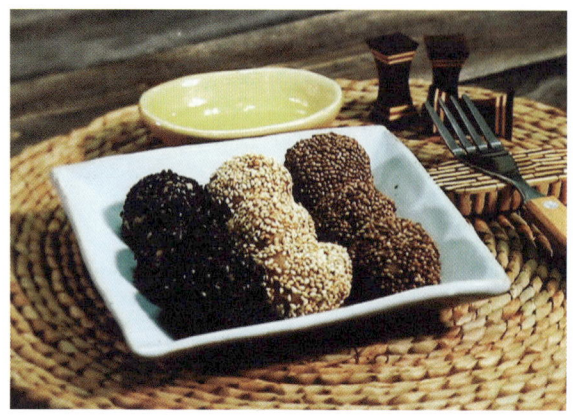

재료 찹쌀가루 2½컵, 도토리 찌꺼기 가루 1컵, 황설탕, 들깨, 참깨, 검은깨, 구운 소금

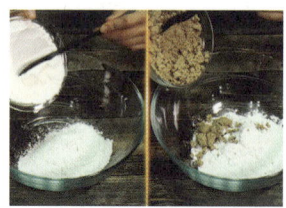

1. 준비된 볼에 찹쌀가루와 도토리 찌꺼기가루를 넣는다. 도토리 찌꺼기가루는 많이 넣으면 씁싸름한 맛이 강하므로 취향에 맞게 양을 조절한다.

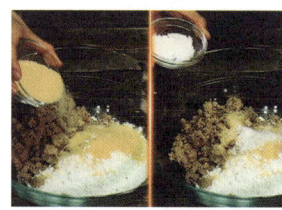

2. 황설탕과 구운 소금을 약간 넣어 간을 한다.

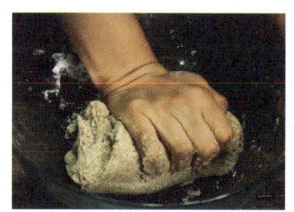

3. 물을 조금씩 부어가며 반죽한다.

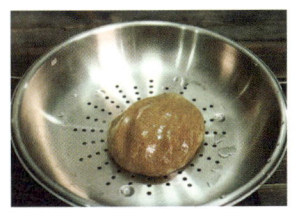
4. 반죽이 다 되면 찜통에 넣고 5~6분간 찐다.

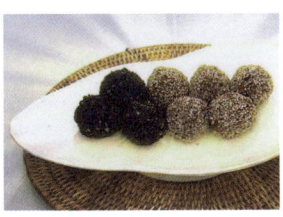
5. 찐 반죽을 먹기 좋은 경단 모양으로 만든 뒤 식성에 따라 떡고물(참깨, 들깨, 검은깨)을 묻힌다.

채널A 〈나는 몸신이다〉 68회 간암

휴대전화 스캔창을 QR 코드에 대면 해당 동영상을 볼 수 있습니다

암 극복 프로젝트 5

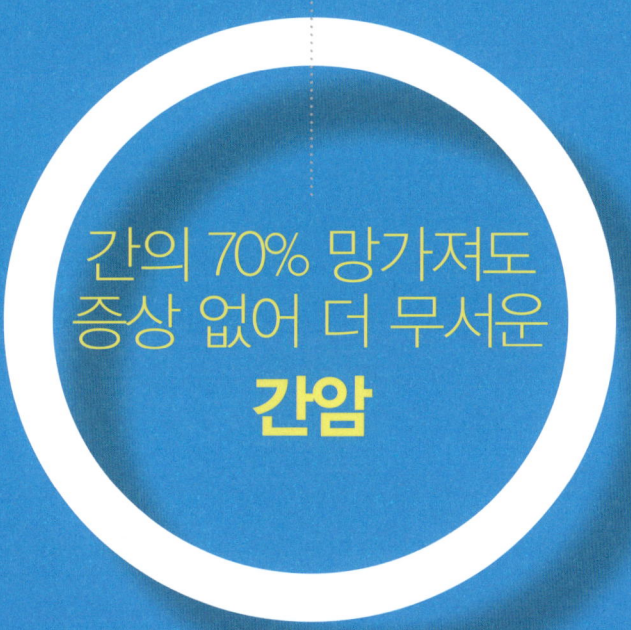

간의 70% 망가져도
증상 없어 더 무서운
간암

발생률은 낮은데 사망률은 높은 침묵의 암

우리나라의 간암 발생률은 주요 암 가운데 6위로 낮은 편이다. 그런데 사망률은 인구 10만 명당 22.8명으로 폐암에 이어 2위를 기록하고 있으며, 40~50대 남성들의 암 사망률로는 1위를 차지한다. 이로 인해 우리나라는 OECD 국가 중 간암 사망률 1위 국가라는 불명예를 안게 됐다. 간암의 생존율과 재발률도 낙관적이지 않다. 다른 주요 암은 5년 생존율이 70~80%에 달하는 데 반해 간암은 30%대로 턱없이 낮고 재발률은 무려 50%나 된다.

발생률은 낮은 편인 간암이 이토록 높은 사망률을 보이는 이유는 무엇일까.

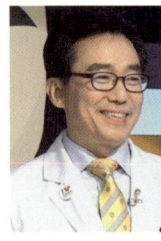

간암 명의 한광협 연세대학교 신촌세브란스병원 소화기내과 전문의
간암 치료 분야의 명의로 대한간학회 이사장을 역임했다. 특히 말기 간암 환자를 위한 신기술 치료법을 개발해 국제적으로도 권위를 인정받고 있으며 간암 발병을 예측할 수 있는 예측 모델을 만들어 간암 조기 발견과 예방에도 힘쓰고 있다.

간은 70% 이상 망가져도 아무런 증상이 나타나지 않기 때문이다. 그래서 간을 '침묵의 장기'라고도 한다. 증상이 나타난 후 병원을 찾으면 이미 상당히 진행돼 치료가 쉽지 않은 경우가 대부분이다. 그나마 다행스러운 점은 간암이 다른 암에 비해 진행이 느리다는 사실이다. 조금만 세심하게 관찰하고 주의를 기울이면 사망률을 낮출 기회가 있다는 뜻이다.

착한 간, 나쁜 간, 이상한 간

간은 우리 몸의 가슴과 배를 가르는 횡경막 안에 위치한 소화기관이다. 1.5kg이나 되는 무거운 장기로 좌엽과 우엽으로 나뉜다. 명의 한광협 교수는 간을 영화 제목에 빗대 '착한 간, 나쁜 간, 이상한 간'으로 표현한다. 착한 간이라 부르는 이유는 묵묵하게 해내는 일이 워낙 많기 때문이다.

우선 우리 몸에 필요한 거의 모든 영양소와 호르몬, 화학물질을 합성하고 분해하는 일을 한다. 섭취하는 음식물이 우리 몸에서 에너지로 쓰일 수 있도록 탄수화물을 포도당의 형태로 바꿔주는 일을 하고 지방과 단백질의 90%를 합성하기도 한다.

우리 몸은 섭취한 영양소를 저장했다가 필요할 때마다 에너지로 꺼내 쓰는데 이 영양소를 저장해두는 곳도 간이다. 간을 일러 우리 몸의 오묘한 생화학공장이라 부르는 것은 이 때문이다. 간이 담당하는 또 하나의 중요한 역할이 혈당 조절이다. 췌장에서 분비되는 인슐린은 간에서 분해된 후 혈당을 조절하게 되는데 간 기능이 망가지면 기껏 분비된 인슐린이 제대로 분해되지 못해 혈당 조절에 문제가 생긴다. 간 기능이 좋지 않은 사람들 가운데 당뇨병 환자가 많은 것은 이 때문이다.

우리 몸에 유입되는 온갖 독성물질을 해독하는 기관도 간이다. 식품에 포함된 독소와 세균, 유해물질은 물론 약물, 알코올 등이 모두 간에서 분해되고 걸러져 몸 밖으로 배출된다. 간 이식수술을 하거나 간경화가 있는 환자들에게 익히지 않은 음식을 금하는 것은 음식을 통해 세균이 유입돼도 간에서 처리하지 못해 감염 위험이 높아지기 때문이다.

특히 간에 있는 쿠퍼세포는 혈액을 타고 간으로 들어오는 나쁜 세균을 제거하고 이 균에 대항할 수 있는 항체를 만드는 데 중요한 기능을 한다. 따라서 간이 망가지면 우리 몸은 외부의 유해물질이나 세균 등을 제거하는 기능은 물론 면역력도 떨어지게 된다.

간암의 시작

이렇게 착한 간이 나쁜 간이 되는 순간은 언제일까. 묵묵히 제 일을 하던 착한 간이 여러 가지 요인으로 손상되면 점차 나쁜 간으로 변해간다. 대표적인 요인이 간염이다. 간에 염증이 자주, 그리고 오래 반복되면 간 세포가 죽으면서 간 섬유화가 나타나고 흉터가 생기면서 딱딱해지는 간경화(간경변)가 진행된다. 간경화 단계에 이르면 착한 간은 사라지고 이상한 간의 특징이 나타난다.

첫째, 간이 딱딱하게 굳어 70% 이상이 망가져도 특별한 증상을 나타내지 않는 것이다. 둘째, 간은 잘라내도 원상태로 재생 복구되는 놀라운 기관인데 간경화가 있으면 재생 복구 능력에 문제가 생긴다.

간암은 대개 간염, 간경화의 단계를 거쳐 진행된다. 급성이면 수 개월만에도 간염에서 간암으로 진행되고 만성일 경우에는 10년, 50년에 걸쳐 서서히 진행된다. 간염과 간경화는 그 자체로도 사망에 이를 수 있는 위험한 질환이지만 동시에 간암의 요인도 되는 셈이다. 실제 간경화 환자는 건강한 사람보다 간암에 걸릴 확률이 100배 이상 높다.

문제는 증상이 나타날 정도로 간경화가 악화돼 병원을 찾았을 때는 간 기능이 떨어져 있어서 간암 치료가 쉽지 않다는 데 있다. 간암을 치료할 때는 병의 진행 정도(병기)뿐 아니라 간 기능이 얼마나 남아 있는지가 중요한 판단 기준이 된다. 간암 초기(1~2기)여도 간경화가 심하면 이식수술을 해야 하는 상황이 될 수도 있다. 또 간암은 치료에 성공해도 50% 이상이 재발할 정도로

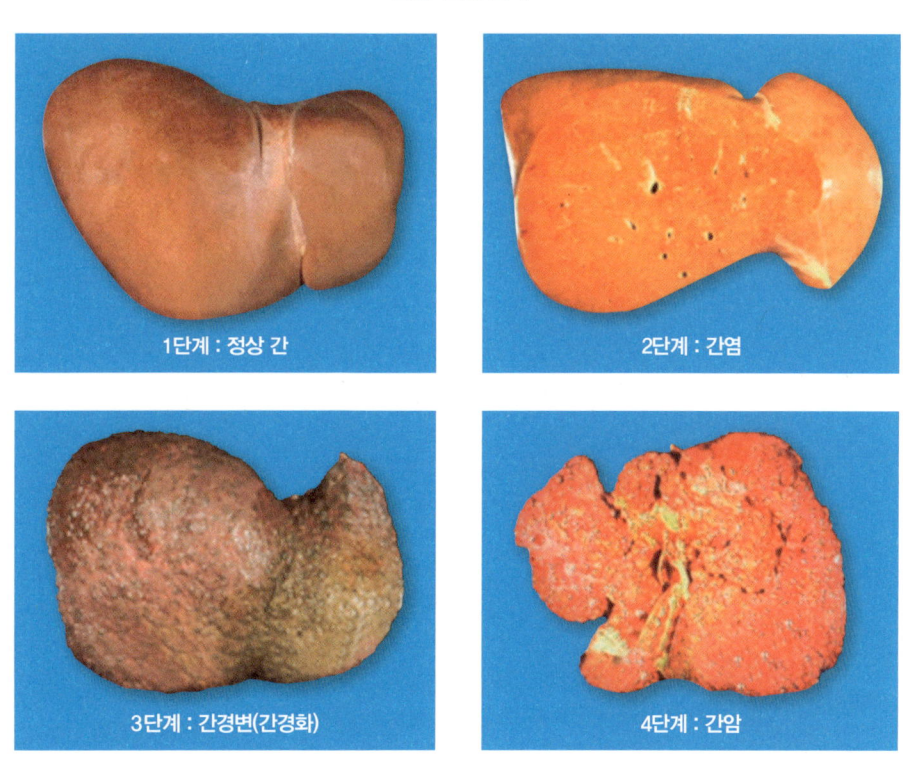

간암 진행 단계

악성도가 높은 암이기도 하다. 그러므로 간암으로 진행되기 전에 간암을 일으키는 위험요인을 피하는 것이 중요하다.

간암의 원인

많은 이들이 간암의 원인으로 첫 손에 꼽는 것이 술이지만 의외로 술은 간암 발병에 큰 역할을 하지 않는다. 간염과 지방간이 차지하는 비중이 워낙 큰 탓이다. 간염이나 지방간이 있는 사람이 술까지 과도하게 마실 경우 간암의 위험은 더욱 급증한다.

간염 공화국 대한민국

술보다 흔하고 직접적인 간암의 요인이 바로 간염이다. 전체 간암의 약 85%가 바이러스성 간염에 의해 발병한다. 간염은 A, B, C, D 등 종류가 다양한데 우리나라 간암의 약 70%는 B형 바이러스성 간염이 원인이다.

우리나라에 이처럼 B형 바이러스성 간염으로 인한 간암 환자가 많은 이유는 1950년대에 예방접종을 못한 세대와 그 자식세대의 감염률이 높았기 때문이다. 지금은 B형 간염을 보유하고 있어도 약으로 치료와 관리가 가능해 간암으로 진행되는 고리를 끊을 수 있다. 또 B형 간염에서 간암으로 진행되기까지 짧게는 10년, 길게는 50년이 걸리는 만큼 간암으로 진행되지 않도록 손쓸 기회도 충분하다.

1995년 B형 바이러스성 간염 예방접종이 의무화된 이후부터는 B형 간염 보유자가 줄면서 B형 간염으로 인한 간암 발병률도 감소하는 추세를 보이고 있다. 문제는 C형 바이러스성 간염이다. 우리나라 간암 환자의 약 15%가 C형 간염에 의한 것으로 조사돼 있는데 의학계에서는 향후 이 비율이 더 높아질 것으로 내다보고 있다.

B형 간염과 달리 C형 간염은 수평감염이 되기 때문이다. B형 간염은 부모자식 간에만 감염이 되는 수직감염이 주요 경로이지만 C형 간염은 감염자의 혈액을 통해 다수의 사람이 동시에 감염될 수 있는 수평감염이 가능하다. 혈액을 이용한 의약품, 오염된 주사기, 소독하지 않은 문신 도구나 시술 도구 등이 C형 간염의 주 감염경로로 꼽힌다.

C형 간염이 더 우려스러운 것은 B형 간염처럼 국가정책으로 바이러스 보균 유무를 검사하지도 않고 있다는 사실이다. 그래서 B형 간염은 스스로 간염 보유자임을 알고 있는 사람이 약 70%에 달하는 반면 C형 간염은 대부분이 간염 보유자인지도 모르는 채 살아간다. 그만큼 확산 우려가 큰 셈이다.

얼마 전 우리 사회를 충격에 빠뜨렸던 C형 간염 집단감염 사태 역시 자신이 C형 간염 바이러스 보유자인지 모르는 채 병

B형 간염에서 간암으로 진행된 사례자

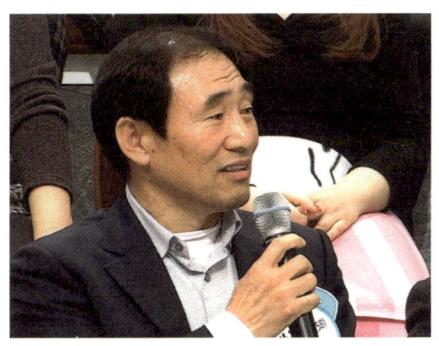

박종열(58세)
중증 간암으로 간 이식수술

1998년 B형 간염 보유자로 판정받았으나 과도한 음주를 즐기는 등 대수롭지 않게 여기며 살았다. 그러다 2011년 배가 더부룩하게 차오르는 복수 증상으로 병원을 찾았다가 간암 진단을 받았다. 간 기능이 상당히 손상된 상태여서 암 덩어리만 제거하는 수술 대신 간 이식수술을 받아야 했다.

원을 이용한 환자가 발단이 됐다. 이 환자에게 사용한 주사기를 병원 측이 다른 환자들에게 재사용하면서 C형 간염 집단감염이라는 무시무시한 사태로 이어지고 말았다.

그러므로 B형 간염처럼 C형 간염도 국가가 나서서 감염 예방 시스템을 갖추는 것이 시급하다. 그 전에 우리가 할 일은 C형 간염에 감염돼 있는지 확인하는 것이다. 관할지역 보건소를 찾으면 간단한 혈액검사만으로도 바이러스 보유 여부를 확인할 수 있다.

간암의 떠오르는 원인! 지방간

우리나라에서는 간염이 간암의 주요인이 되고 있지만 최근 세계적으로 주목하고 있는 간암의 원인은 지방간이다. 지방간은 말 그대로 간에 지방이 낀 상태를 말하는데 간 전체의 약 5%에 지방에 생기면 지방간으로 진단한다. 간에 지방이 쌓이면 살이 찌듯 간이 비대해지고 과도한 지방으로 인해 염증도 잘 생기기 때문에 간염에 걸리기도 쉽다. 이 지방간을 장기간 방치하면 점차 딱

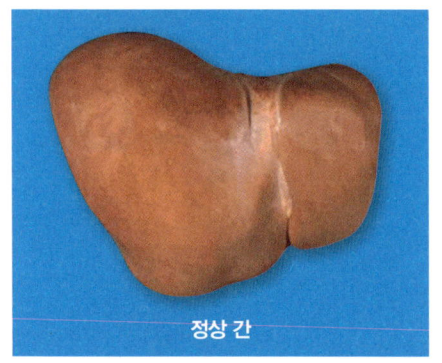
정상 간

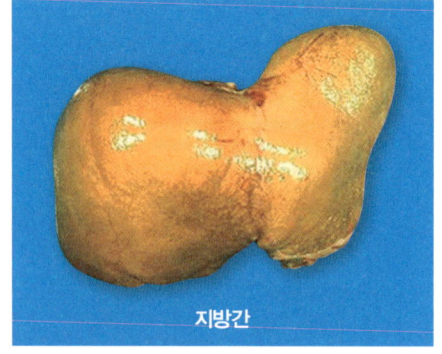
지방간

정상적인 간과 달리 지방간은 노르스름한 빛을 띠는데 심한 경우 간 표면에 허연 백탁현상이 나타나기도 한다.

딱해져 10년 후엔 약 10~20%가 간경화로 진행되고 결국 간암으로까지 진행될 수 있다.

과거에는 지방간의 원인으로 흔히 술을 꼽았다. 술을 마시면 간이 알코올을 분해하는 과정에서 남는 당을 지방산으로 저장해 간에 쌓아두는데 이것이 바로 지방간이 된다. 그런데 놀라운 것은 지방간의 80%가 비알코올성 지방간이라는 사실이다.

주범은 탄수화물이다. 탄수화물을 과하게 섭취하면 에너지로 쓰이고 남아도는 포도당이 지방으로 전환돼 간에 쌓이는데 이것이 지방간의 주요인이 된다. 밥, 라면, 떡 등 탄수화물이 주식인 한국 사람은 누구나 지방간의 위험을 안고 살아간다고 봐야 한다. 2013년 조사 결과를 보면 실제 우리나라 성인의 비알코올성 지방간 유병률은 2004년 11.5%에서 2010년엔 23.5%로 빠르게 늘고 있는 추세다. 특히 비만 아동의 11.3%가 벌써 지방간을 갖고 있는 것으로 밝혀져 우려를 낳고 있다. 그래서 최근 선진국에서는 간암의 발병 원인으로 B형, C형 간염이 아닌 지방간을 주목하라고 경고하고 나섰다.

비알코올성 간암 사례자

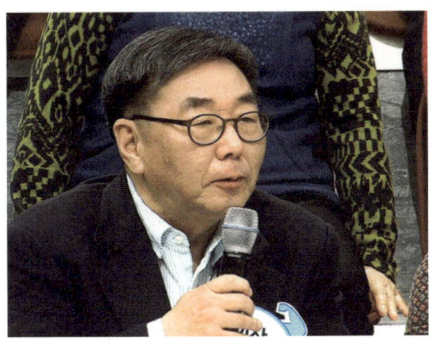

윤인상(64세)
지방간에서 간암으로 진행

간염 보유자도 아니고 간암 가족력도 없으며 평소 술조차 입에 대지 않았기에 2015년 간암 진단 당시 충격이 컸다. 문제는 지방간이었다. 밥과 고기를 좋아하는 식습관으로 인해 지방간이 진행되고 있었던 것이다. 다행히 일찍 발견해 암 부위만 수술로 제거하고 식단조절을 하면서 건강을 관리하고 있다.

주부 방청객 지방간 검사 결과

〈나는 몸신이다〉에서는 방청객 주부들을 대상으로 평소 식습관과 함께 지방간 여부를 확인하는 초음파 검사를 실시했다. 결과는 충격적이었다. 30~60대 주부 5명을 검사한 결과 5명 모두 지방간으로 판명됐기 때문이다.

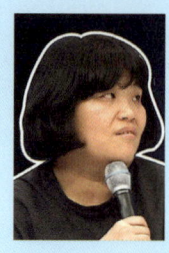

이금란(30대) 지방간 3단계 · 간 섬유화 1단계
평소 패스트푸드와 밀가루 위주의 식사를 하고 술은 마시지 않는다고 밝힌 이금란 주부. 검사 결과 지방간 3단계로 간은 이미 섬유화 1단계에 접어들어 있었다. 아래 초음파 사진에서 붉은색은 정상적인 간, 파란색은 지방이 있는 부위를 나타내는데 파란색 부위가 훨씬 많은 것을 확인할 수 있다.

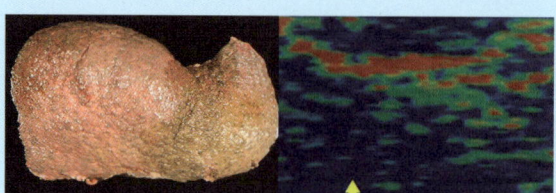

지방간 3단계 　　　　지방

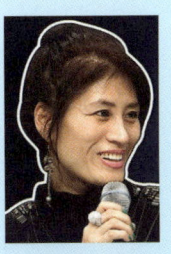

한정화(40대) 지방간 1단계
밥보다 밀가루 음식을 좋아하고 패스트푸드와 탄산음료, 믹스커피를 과도하게 섭취하고 있다. 하지만 키 167cm, 체중 50kg의 날씬한 체형이라 지방간 걱정은 하지도 않았다는 한정화 주부 역시 지방간 1단계로 판정됐다.

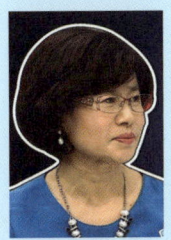

함옥녀(50대) 지방간 1단계
국수, 라면 등 주 3~4회는 밀가루 음식을 섭취한다는 함옥녀 주부도 지방간 1단계로 밝혀졌다.

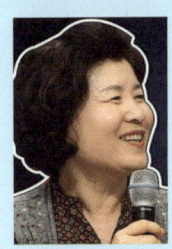

안옥순(60대) 지방간 2단계
평소 먹는 것으로 스트레스를 푼다고 할 만큼 밥과 고기를 좋아한다는 안옥순 주부는 평소 음주는 전혀 하지 않음에도 지방간 2단계 판정을 받았다. 혈액검사에서는 간의 염증 수치가 높은 것으로 나타나 과도한 지방 침착으로 간 세포가 손상됐을 위험이 있다는 주의를 받았다.

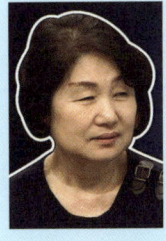

황연자(60대) 지방간 1단계
과자와 밀가루 음식을 주 3회 이상 섭취하고 음주는 1년에 5~6차례 정도만 한다고 밝힌 황연자 주부 역시 지방간 1단계 판정을 받았다.

꼭 알아둬야 할 간암
Q&A

Q 혈액검사에서 간수치가 정상으로 나왔으면 간암 걱정은 하지 않아도 될까?
A 혈액검사를 통해 간 기능과 간염 바이러스의 보유 여부를 확인할 수 있다. 그러나 혈액검사만으로는 간암을 확진할 수 없다. 간암이 있어도 간 기능 수치가 정상으로 나오기도 하고 아예 간 기능이 망가져 버리면 떨어졌던 수치가 정상으로 돌아오기도 하기 때문이다. 보다 정확한 검사를 위해서는 혈액검사와 함께 초음파 검사를 받아야 하고 필요에 따라 MRI(자기공명영상), CT(전산화 단층촬영) 등 영상촬영을 병행해야 할 수도 있다.

Q 간암도 가족력의 영향을 받나?
A 가족 가운데 간암 환자가 있으면 그렇지 않은 사람보다 간암 발병 위험이 약 2~3배가량 높다. 마찬가지로 가족 가운데 간염 보유자나 간경화 환자가 있는 경우에도 가족력의 영향을 받을 수 있으므로 간 검사를 적극적으로 받아야 한다.

Q 간염 바이러스 보유자와 손톱깎이, 면도기 등을 함께 사용해도 괜찮을까?
A C형 간염은 혈액을 통해 감염되므로 타인에 의해 오염될 수 있는 도

구를 함께 사용하는 것은 금물이다. 주사기나 문신 도구는 물론 네일아트에서 다른 사람이 사용한 도구를 소독하지 않고 공용으로 사용하는 것도 위험하다. 손톱깎이와 면도기도 마찬가지다. 미세하게라도 상처가 있는 부위에 오염된 도구를 사용했다가는 바이러스가 침투할 우려가 크기 때문이다.

Q 간암을 예방하려면 술은 하루에 얼마나 마시는 것이 적당한가?
A 알코올은 만성 간질환과 간암의 위험인자 중 하나로, 연구 조사에 따르면 알코올 80g을 매일 마시면 10년 후엔 3명 가운데 1명꼴로 간경화에 이른다고 한다. 알코올 80g은 소주 1병, 맥주 2000cc 정도 되는 양으로 술을 자주, 그리고 많이 마시지 않도록 주의해야 한다. 의학계에서 권하는 음주량은 하루 1~2잔 이하다.

Q 지방간을 정상으로 되돌릴 수 있나?
A 먹는 양보다 활동하는 양이 많으면 간에 쌓인 지방이 에너지로 쓰이기 때문에 지방간을 정상으로 되돌릴 수 있다. 무엇보다 탄수화물 섭취를 줄이고 운동량을 늘리는 것이 중요하다. 간이 딱딱하게 굳는 경화가 진행되기 전에 간을 잘 관리해야 착한 간을 오래 쓸 수 있다.

간암의 증상

앞서도 언급한 것처럼 간은 침묵의 장기라는 별명답게 70% 이상이 망가지기 전까지는 아무런 신호도 보내지 않는다. 따라서 다음과 같은 증상이 나타나면 이미 간암이 진행되는 상태일 수 있으므로 반드시 병원검진을 받아야 한다.

하나, 목과 가슴 부위 등에 모세혈관이 확장돼 마치 거미줄처럼 붉은 모양을 띠는 거미상 혈관종이 나타난다. 손가락으로 눌렀을 때 없어졌다가 떼면 다시 생기는 것이 특징이다

둘, 손바닥 가장자리에 불긋불긋한 반점이 나타나는 수장홍반증이 보인다.

셋, 눈의 흰자와 얼굴 부위가 노랗게 변하는 황달현상이 나타나고 소변을 통에 받아 흔들고 난 뒤에도 거품이 사라지지 않는다.

넷, 배꼽이 튀어나오고 배가 불러오는 복수 증상이 나타난다.

다섯, 이유 없이 구역질, 식욕부진, 의욕저하, 피로감 등이 나타난다.

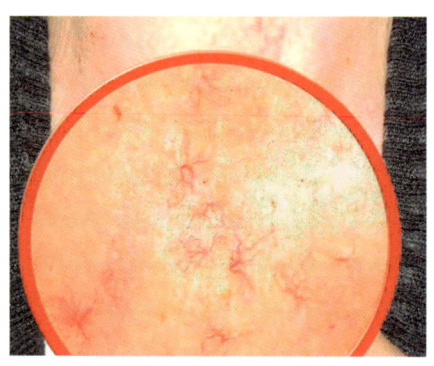

거미상 혈관종

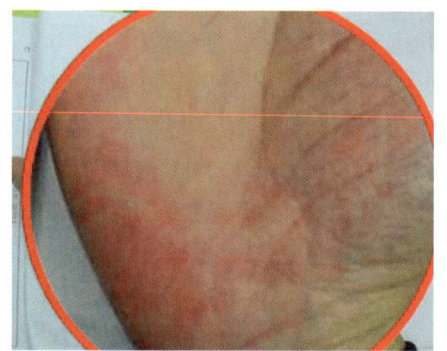

수장홍반증

거미상 혈관종과 수장홍반증은 모두 간경화 환자에게 나타나는 대표적인 증상으로 만성간경화나 그로 인한 간암을 의심해볼 수 있는 증상이다.

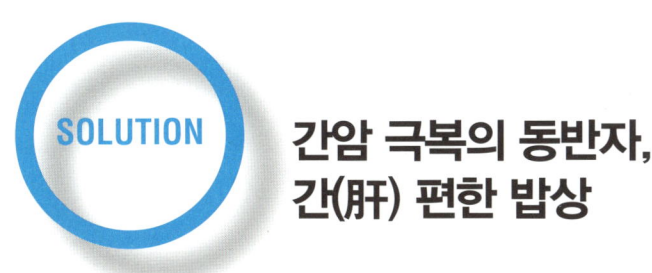

간암 극복의 동반자, 간(肝) 편한 밥상

간은 우리가 먹은 음식이 1차적으로 소화 분해되는 기관이다. 따라서 무엇을 먹는가에 따라 간이 피곤하게 일을 하느냐 건강하게 일을 하느냐 갈림길에 놓인다. 명의 한광협 교수는 간 건강을 위해서는 꼭 필요한 영양소만 적당량 섭취하는 소식, 즉 적게 먹는 것이 가장 중요하다고 강조한다.

B형 간염 보유자임에도 매일 소주를 3~4병씩 마시는 무절제한 생활을 하던 박은식 몸신은 2010년 간암 판정을 받고서야 생활습관을 180도 바꿨다. 술은 완전히 끊고 비나 오나 눈이 오나 하루도 빠지지 않고 산을 오르내렸다. 그리

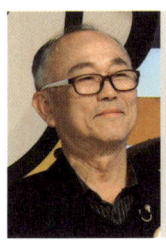

몸신 박은식(72세)
2010년 간암 확진 후 간 절제수술을 받았다. 수술 후 간암의 재발률이 70%에 달한다는 사실을 알고 생활습관은 물론 먹는 음식까지 완벽하게 바꾼 결과 2015년 간암 완치 판정을 받았다.

고 간의 부담은 줄이고 간 세포는 재생시킬 수 있는 간(肝) 편한 밥상을 실천했다. 그 결과 간암 완치 판정을 받은 것은 물론 혈압약을 먹고도 200 가까이 치솟던 혈압도 정상 수준으로 유지하고 있다. 또 당뇨병으로 10년 가까이 고생했으나 하루 3~4알 복용하던 약을 4분의 1 알갱이로 줄일 만큼 혈당 조절에도 큰 도움이 되고 있다.

공개! 몸신의 간암 치유식

간(肝) 편한 컵밥

컵에 담아 먹는 컵밥은 소식을 실천하기에 안성맞춤이다. 칼로리를 줄여 간의 부담을 덜어주고 과도한 탄수화물의 섭취를 막아 지방간을 예방하는 효과도 있다. 호두, 아몬드 같은 견과류와 들깨, 낫토 등을 주재료로 사용하므로 영양학적으로도 매우 우수하다.

▶**호두 등 견과류의 효능** 호두 등 견과류에 들어있는 불포화지방과 단백질은 세포막을 구성하는 주요성분으로 간 세포막을 튼튼하게 하고 재생시키는 역할을 한다. 아몬드에는 비타민 E가 풍부해 아몬드 한줌이면 비타민 E 일일 권장량의 73%를 충족시킬 수 있다. 비타민 E에는 강력한 항산화, 항염증 효과가 있어서 염증이 주요인이 되는 간암의 예방 및 진행억제 효능이 있다.

▶**들깨의 효능** 들깨에 풍부한 오메가-3 필수 지방산은 간 세포 재생에 필요한 세포막을 구성하는 역할을 한다. 오메가-3 필수 지방산은 체내에서 만들

어지지 않아 반드시 식품으로 섭취해야 하므로 들깨를 꾸준히 먹는 것이 좋다. 또 들깨에 함유된 루테올린 성분은 간 세포를 튼튼하게 만들어주기도 한다. 일본 나고야시립대 연구팀의 발표에 따르면 들깨의 루테올린 성분이 비알코올성 지방간염뿐 아니라, 간 세포가 암으로 진행되는 과정을 억제하는 것으로 나타났다.

그밖에 오메가-3 지방산이 간암 세포를 억제한다는 연구 결과도 있다. 미국 피츠버그대 의대 연구팀이 오메가-3 지방산을 간암 세포에 투여한 결과 간암 세포의 성장이 억제되는 것은 물론 간암 예방에도 효과가 있었다고 발표했다.

▶**생청국장(낫토)의 효능** 생청국장은 콩이 발효되는 과정에서 사포닌, 제니스테인 등 항암 성분이 풍부하게 생성돼 면역력 강화에 탁월한 효과가 있다. 또 비타민 B2가 풍부해 알코올의 분해를 촉진하므로 간 기능 향상에도 도움이 된다. 생청국장을 젓가락으로 비비면 실처럼 끈적끈적해지는데 이것이 나토키나아제 성분이다. 나토키나아제는 천연 혈액용해제로 불릴 만큼 혈관에 쌓인 노폐물과 혈전을 녹이는 효능이 있어 동맥경화, 고혈압 등에 좋다. 다만, 심혈관계 질환이 있는 사람의 경우 생청국장의 원료인 콩에 들어 있는 비타

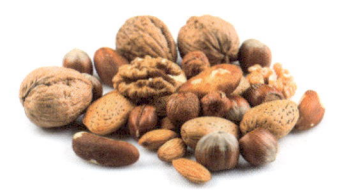

견과류

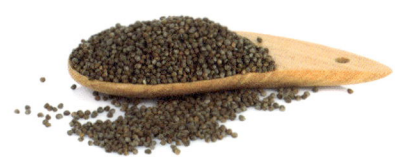

들깨

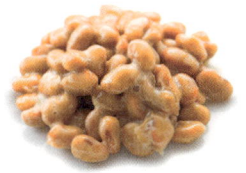

낫토

민 K가 혈액을 응고시켜 부작용을 초래할 수 있으므로 지나치게 섭취하지 않도록 주의해야 한다.

컵밥 만들기

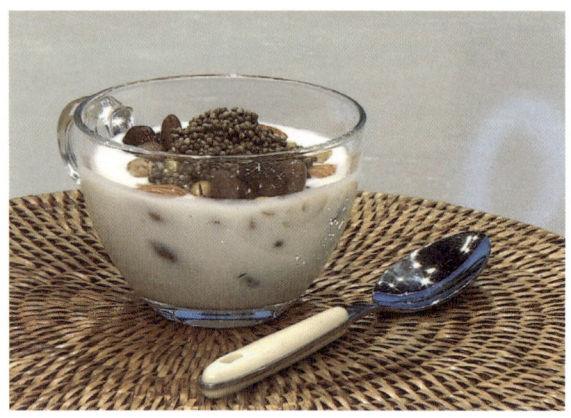

재료 아몬드 8개, 호두 4쪽, 땅콩 10개, 생청국장(낫토) 1½큰술, 통들깨 꿀 절임 1큰술, 무가당 요구르트

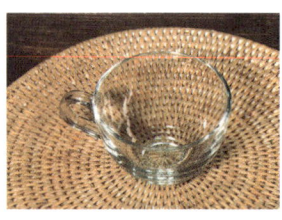

1. 커피잔을 준비한다. 머그잔이나 큰 컵이 아닌 작은 사이즈의 커피잔이 좋다.

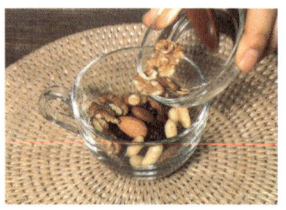

2. 컵에 땅콩, 아몬드, 호두, 생청국장(낫토)을 담는다.

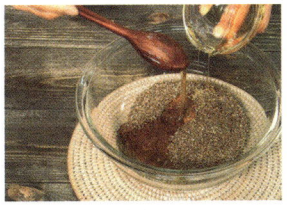
3. 통들깨에 꿀을 약간 섞어 살짝 엉겨 붙도록 절여둔다.

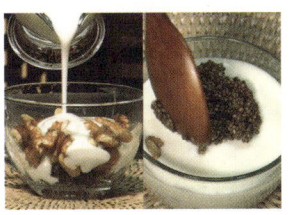
4. 무가당 요구르트를 컵의 8부 정도 따르고 꿀에 절인 통들깨를 얹는다.

★ 견과류는 오래 두면 산패될 수 있으므로 냉장고에 단기간만 보관했다가 사용할 수 있는 분량만 구입한다.

★ 생청국장은 첨가물이 들어 있지 않은 것으로 구입하거나 직접 만들어 사용한다.

★ 통들깨는 까끌해서 그냥 먹기 어려워 꿀에 절이는데, 이때 꿀의 양은 통들깨가 엉겨붙을 수 있는 정도로만 소량 사용한다.

★ 컵밥은 간식이 아닌 끼니 대용으로 섭취해야 한다. 몸에 좋은 견과류도 지나치게 섭취하면 칼로리가 높아져 지방간의 원인이 되므로 반드시 정량을 지켜 한 끼 식사로 삼아야 한다. 따라서 작은 찻잔을 이용하는 것이 무엇보다 중요하다. 온갖 음식물에 약물까지 분해하느라 하루 종일 시달리는 간이 쉴 수 있도록 한 끼라도 소량으로 먹기 위함이다.

채널A 〈나는 몸신이다〉 70회 갑상선암

휴대전화 스캔창을 QR 코드에 대면 해당 동영상을 볼 수 있습니다

암 극복 프로젝트 6

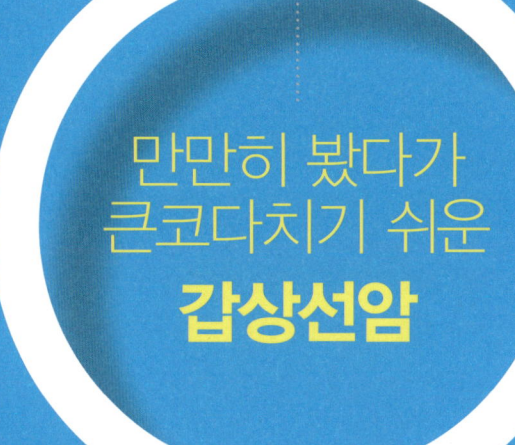

만만히 봤다가
큰코다치기 쉬운
갑상선암

착한(?) 암의 두 얼굴

암은 무시무시한 병이다. 그러니 더 퍼지기 전에 하루라도 빨리 발견해 빨리 치료하는 것이 그나마 생존율을 높이는 길이라고 누구나 알고 있다. 그런데 암 가운데서도 유독 만만해하는 암이 있다. 기다려도 되고, 심지어 암도 아니라고 폄하기도 한다. 우리나라에서 발병하는 암 가운데 18.9%의 발생률을 차지하는 갑상선암이다.

갑상선암이 이처럼 만만해 보이는 이유는 초음파 검진 기술의 발달로 조기에 발견하는 사례가 많은데다 암세포의 성장과 전이가 느려 치료 효과가 매

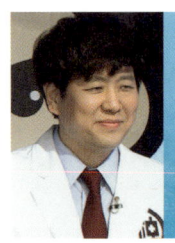

갑상선암 명의 장항석 연세대학교 갑상선외과 교수
강남세브란스병원 갑상선암센터 소장, 대한갑상선학회 학술이사, 대한갑상선내분비외과학회 부회장을 역임했다. 갑상선암 가운데서도 난치성 갑상선암 수술과 치료의 권위자로 까다로운 갑상선암 수술의 치료 성과를 높이는 데 크게 기여했으며 다수의 해외 의료봉사를 통해 한국의 우수한 갑상선암 수술법을 전수하고 있다.

우 좋기 때문이다. 실제 갑상선암 수술을 받은 환자의 5년 생존율은 100.2%로 보통 사람보다 오히려 생존율이 높은 편이다. 빨리 발견하고 제때 치료함으로써 가능해진 생존율이다.

그런데 갑상선암을 두고 수술 없이 지켜봐도 되는 암, 죽지도 않는 암, 암도 아닌데 수술하는 암이라는 인식이 한동안 확산돼 논란이 일기도 했다. 초음파 검진을 통해 미세 갑상선암을 발견하는 사례가 많아지면서 과잉진료 논란부터 수술의 필요성 논란까지 의료계 안팎에서 갑론을박이 벌어졌다.

이 과정에서 전문 의학지식과 연구, 데이터 등을 통해 정리돼야 할 내용이 여과 없이 언론을 타고 전달되면서 갑상선암에 대한 잘못된 인식이 횡행하기도 했다. 갑상선암 수술을 할 것인지 말 것인지를 두고 의료계에서도 의견이 분분하고 심지어 수술 여부를 환자더러 결정하라는 경우도 적지 않아 갑상선암 진단을 받은 환자는 더욱 혼란스러울 수밖에 없었다.

과연 갑상선암은 수술 없이도 살 수 있는 암인가. 결론은 갑상선암도 엄연히 암이라는 사실이다. 한 발 더 나아가 두 얼굴을 가진 무서운 암이기도 하다. 종류에 따라서는 암 진단 후 4~6개월 내에도 사망에 이를 수 있는 치명적인 갑상선암도 존재하기 때문이다.

명의 장항석 교수는 "우리 병원에서도 일주일에 1~2명씩은 갑상선암 때문에 사망하고 암 진단 후 일주일 안에 사망하는 환자도 있다"며 갑상선암을 만만히 생각해서는 안 된다고 강조한다. 걸려도 죽지 않는 암, 수술 없이 지켜봐도 되는 암이라며 대수롭지 않아 했다가 치료시기를 놓쳐 사망에 이르는 것만큼 어리석고 억울한 일도 없을 것이다.

몸속의 나비, 갑상선이란?

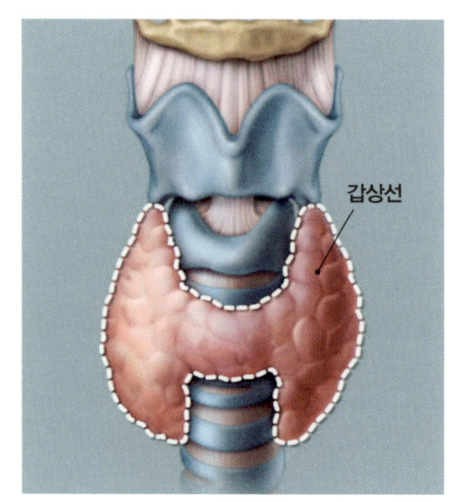

갑상선 위치와 모양

갑상선암에 대해 이야기하기에 앞서 갑상선에 대해 먼저 알아보자. 갑상선은 목 앞쪽 중앙에 있고 앞에서 보면 나비 모양을 하고 있으며 후두와 기관 앞에 붙어 있는 내분비기관이다. 남성이 나비넥타이를 매는 부위와 같은 위치에 자리 잡고 있다고 보면 된다. 크기는 가로세로 약 5cm, 무게는 20~30g 정도로 가볍고 작은 기관이다.

갑상선이 우리 몸에서 하는 일은 갑상선 호르몬을 분비해 체온을 유지하고 대사물질을 조절하는 신진대사 기능 조절이다. 또 뼈와 콩팥에 작용해 혈중 칼슘 수치를 낮춰주는 칼시토닌을 생성하고 분비하는 역할을 한다.

갑상선 이상의 증세

갑상선 기능 항진증	갑상선 기능 저하증
체온이 오른다	체온이 떨어진다
더위를 잘 탄다	추위를 잘 탄다
체중이 감소한다	체중이 증가한다
맥박이 빠르다	맥박이 느리다
설사	변비
성격이 급하다	행동이 느리다
안구돌출(30%)	안면부종
피로가 심하다	
일시적 탈모	

갑상선에 이상이 생기면 갑상선 호르몬이 과다하게 분비되는 갑상선 기능 항진증이 생기거나 반대로 갑상선 호르몬이 부족해지는 갑상선 기능 저하증이 초래된다. 재미있는 것은 똑같은 호르몬인데 부족할 때와 넘칠 때 180도 다른 증상을 보인다는 사실이다.

갑상선 기능 항진의 경우 마치 난

로에 장작을 과도하게 넣은 것 같은 현상이 몸에서 일어난다. 체온이 올라 더위를 많이 타고 신진대사가 원활해 맥박도 빨라지며 밥을 먹어도 에너지로 쓰이는 양이 많아 체중이 감소하는 것이 특징이다. 반대로 갑상선 기능 저하는 장작이 부족해 불이 잘 붙지 않는 난로처럼 체온이 떨어지고 신진대사도 저하돼 맥박은 느리고 살이 찌는 특징이 나타난다.

문제는 장작이 빨리 타든, 장작이 부족해 불이 잘 붙지 않든 난로불은 빨리 꺼지게 돼 있다. 갑상선 기능 항진증이든 저하증이든 쉽게 피로해지고 지치는 증상은 같다는 말이다.

갑상선암의 종류

갑상선암은 갑상선 조직세포에 비정상적으로 성장하는 암세포가 생기는 병으로 갑상선 기능 항진증이나 저하증과는 무관한 별개의 질환이다. 대개 갑상선암이라고 하면 한 종류만 있다고 생각하는데 한 지붕 아래 사는 다가구처럼 다양한 종류가 존재한다. 이들 갑상선암은 성격도, 모양도, 악성도 전혀 다르다.

순하고 느린 거북이 암, 유두암

갑상선암 가운데 가장 흔한 것이 유두암이다. 우리나라에서 발생하는 갑상선암의 약 90%를 차지하는데 진행이 느려 일명 거북이 암으로 불린다. 퍼지는

속도가 느리고, 주변 림프조직으로 전이는 잘 되나 치료 예후가 좋아 갑상선암을 착한 암으로 인식시키는 데 큰 역할을 했다.

그밖에 여포암, 수질암, 미분화암이 있다. 중요한 것은 이 암의 종류에 따라 생명을 위협하는 치명적인 암이 존재하고, 순하다고 알려진 유두암 역시 치료시기에 따라 또는 성별에 따라 암의 악성도가 다를 수 있다는 사실이다. 실제 유두암의 1~2기 생존율은 100%에 가깝지만 4기에 이르면 5년 생존율이 51%로 떨어진다. 여포암과 수질암 역시 1~2기는 100%의 생존율을 보이지만 4기에는 각각 50%, 28%로 떨어진다. 다른 암과 마찬가지로 늦게 발견하고 치료할수록 생존율이 낮아진다는 뜻이다.

췌장암보다 악성인 미분화암

미분화암은 갑상선암 가운데 발생률이 약 1%에 불과한 암으로 진단 후 대개 6개월 안에 사망에 이를 만큼 치명적이다. 진단과 동시에 병기 4기로 진단되는 경우가 대부분이며 진행도 급속도로 빨라 수술조차 못하는 경우가 많기

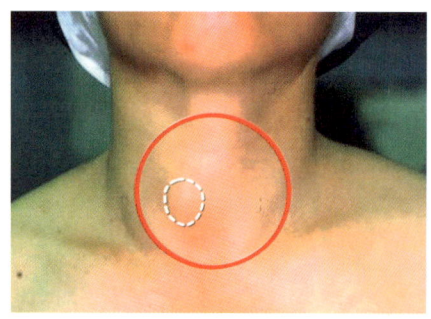 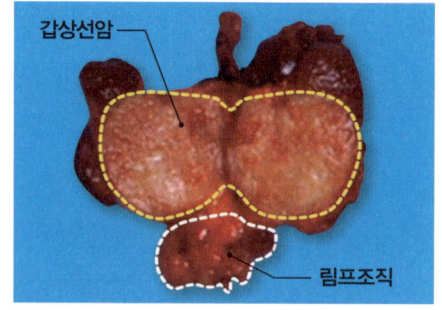

왼쪽 사진에서는 갑상선암으로 인해 갑상선 부위가 부어오른 모습이 육안으로도 관찰된다. 오른쪽 사진은 수술로 제거한 갑상선과 갑상선암 덩어리로 인근의 림프조직도 부어오른 모습이 보인다.

때문이다.

실제 진단 당시 이미 경부 림프절 전이가 암 진단자의 50% 이상에서 발견될 정도다. 또 병의 진행 과정에서 폐(80%), 뼈(6~15%), 뇌(5~13%), 간, 위장관 등 다른 장기로의 원격 전이도 흔히 일어난다. 이 때문에 미분화암의 사망률이 100%에 이른다는 보고도 있다.

문제는 유두암과 같은 착한 암도 시간이 지나면서 시점의 차이만 있을 뿐 결국 치명적인 미분화암으로 전환된다는 점이다. 유두암이 미분화암으로 전환되는 시기는 예측할 수 없다. 다른 암에 비해 진행이 느리다가도 어느 순간 돌변할지 알 수 없기 때문이다. 그러므로 순한 유두암도 1~2기에 발견해 치료하는 것이 중요하다.

갑상선암의 성장 속도

모든 암세포의 성장곡선은 지수함수로 표현된다. 따라서 처음에는 자라지 않거나 천천히 자라는 것 같은 착시현상이 일어날 수 있다. 하지만 그래프에서 보이는 것처럼 어느 순간 급격하게 자라는 시점이 오게 돼있다. 순한 암이라 불리는 유두암이나 여포암도 시간이 지나면 미분화암으로 바뀌며 폭발적으로 성장한다.

갑상선암의 특징

재발 위험이 높다고 알려진 갑상선암도 다른 암과 마찬가지로 전이 여부에 따라 위험도가 달라진다. 유두암은 주변 림프조직으로 전이가 잘되는 암에 속하지만 주변 림프조직을 제거하면 치료 예후가 상당히 좋다.

하지만 갑상선암도 증상이 없어 자칫 치료시기를 놓칠 우려가 크다. 초음파 검진을 통해 발견하는 경우가 아니면 대개 주변 조직으로 전이될 때까지 모르고 살기 십상인 탓이다. 무엇보다 갑상선이 있는 목 주변은 우리 몸에서도 림프조직이 많은 부위에 해당한다. 주변 림프와 혈액을 타고 장기와 뼈로 전이되기 쉬운 환경에 놓여있는 셈이다.

게다가 갑상선암은 재발률도 높은 암에 속한다. 통계상으로는 10년 단위로 10%씩 재발 위험이 높아지는 것으로 알려져 있다. 수술로 갑상선을 완전히 제거해도 미세하게 남아있던 암세포가 자라 재발할 가능성이 높기 때문이다.

발병률 낮아도 더 위험한 남성의 갑상선암

갑상선암은 남성보다 여성에게 빈발한다. 전체 갑상선암 환자 가운데 여성이 83.3%, 남성이 16.7%로 확연한 차이를 보인다. 유두암도 남성보다 여성의 발병률이 4~5배 높고 갑상선 기능 항진증이나 저하증 같은 갑상선 기능 질환도 여성에게 더 많이 생긴다.

	저위험군(거북이)	고위험군(토끼)
암의 크기	1~2cm 이하	4cm 이상
갑상선 막 침범	없다	있다
연령	45세 이하	45세 이후
성별	여성	남성
암의 분화도	분화가 좋은 암	분화가 나쁜 암
재발률	10%	45%
20년 사망률	2%	48%

하지만 발병률은 낮아도 남성에게 생기는 갑상선암은 중증도와 악성도가 여성의 갑상선암보다 훨씬 높다. 치료 예후 역시 남성이 여성보다 좋지 않은 사례가

대부분이다. 남성 갑상선암 환자는 3명 중 1명이 고용량의 방사선 치료를 받아야 할 정도로 발병했다 하면 중증이기 십상이다. 까다롭고 성질 나쁜 종류의 갑상선암은 남성에게 더 빈발한다는 뜻이다.

남성이 여성보다 갑상선암에 취약한 이유는 알려져 있지 않다. 다만, 여성에 비해 검진을 적극적으로 받지 않아서, 병을 숨기는 경향이 있어서 등의 이유와 함께 후두가 크고 목 근육이 발달돼 결절이 있어도 발견 자체가 늦기 때문인 것으로 추정하고 있다.

갑상선암의 위험도를 가르는 또 하나의 기준은 연령이다. 대개 45세 전후를 기준으로 치료 예후가 달라진다. 암 진단 시 환자의 나이가 45세 이전이면 전이가 심해도 병기가 1~2기에 그치는 반면 45세 이후부터는 암 크기와 전이

갑상선암의 뼈 전이 경험한 사례자

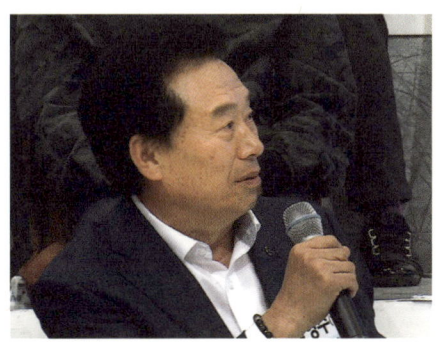 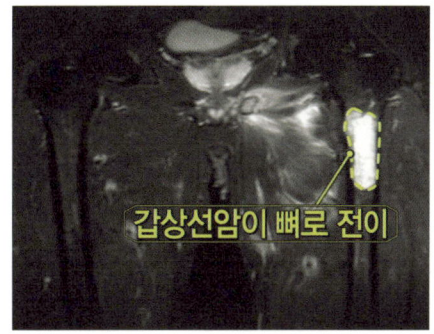

박영수(71세) 갑상선암 4기 및 뼈 전이

2005년 다리 골절 사고를 당해 정형외과를 방문했다가 뜻밖에 골수암 진단을 받았다. 이후 뼈에서 발견한 암세포를 추적한 결과 갑상선에서 5개의 암세포를 발견, 갑상선암 4기로 판정됐다. 다리를 다치지 않았다면 더 오래 발견하지 못했을 만큼 아무런 증상도 없었다고 한다. 지금은 방사선 치료와 수술을 통해 건강을 회복했으나 뼈 전이로 인해 다리에 후유증이 남았다.

정도에 따라 4기까지 세분화될 만큼 악화된 상태에서 발견되기 쉽다.

갑상선암의 위험도를 따질 때 또 하나의 중요한 기준은 갑상선암의 크기와 상관없이 갑상선 피막을 침범했는지 여부다. 갑상선암의 크기가 1~2cm로 작아도 주변 막을 침범했다면 생존율과 위험도가 달라진다. 따라서 갑상선암의 수술을 결정할 때는 단순히 암세포의 크기가 아닌 갑상선 막 침범여부를 반드시 고려해야 한다. 초음파 검진으로 종양의 크기만 파악한 다음 더 지켜봐도 된다고 말하는 것이 자칫 위험한 결과를 초래할지도 모를 일이다.

아무런 증상 없이 갑상선암 4기 진단받은 사례자

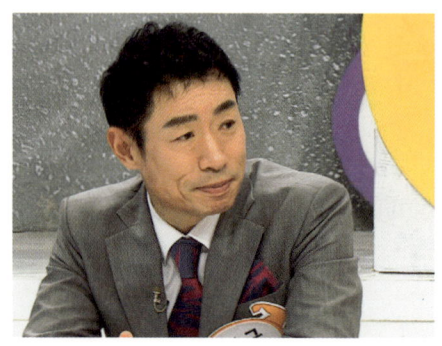

조승구(58세) 갑상선암 4기

'꽃바람의 여인'을 노래한 가수 조승구도 갑상선암 진단을 받았다. 2007년 발견 당시 암덩어리는 3.5cm나 됐고 림프절 24군데로 전이된 상태였다. 암이 이 정도 크기로 자라는 동안 목에서 만져지는 결절도 없었으나 살이 많이 빠지는 증상이 미심쩍어 병원을 찾았다. 갑상선암 수술로 목소리 신경을 다치지 않을까 염려했으나 수술 후 철저한 자기관리와 노력으로 다시 무대에 설 수 있게 됐고 갑상선암도 완치 판정을 받았다.

증상도 원인도 미스터리한 갑상선암

갑상선암은 환자가 자각할 만한 특별한 증상이 없다. 간혹 암세포가 자라면서 목에 혹이 만져진다며 병원을 찾는 경우가 있지만 이 역시 암이 생긴 위치에 따라 만져지지 않을 수도 있다. 또는 목소리가 변하거나 갈라지는 등의 증상이 나타날 수도 있으나 갑상선암만의 특징이라고 할 수 없다.

증상만큼 갑상선암의 원인 역시 분명치 않다. 발생률이 부쩍 증가하고 있음에도 근본적인 원인은 여전히 밝혀지지 않고 있다. 추측하는 것은 갑상선암이 방사능에 취약하다는 점이다. 체르노빌 원전 사고 이후 갑상선암 환자가 급증했다는 사실, 과거에 비해 생활방사능 수치가 증가했다는 사실을 근거로 갑상선암과 방사능과의 연관성을 추측하고 있다.

일부 유전이 의심되는 가족성 갑상선암이 존재하기도 하지만 이마저도 유전이 원인이라고 명확히 밝혀져 있지 않다. 다만, 부모가 갑상선암에 걸리면 그 자녀가 걸릴 확률은 그렇지 않은 사람보다 4배 이상 높고 형제자매 가운데 갑상선암 환자가 있으면 다른 형제자매가 걸릴 위험이 6배 높아지는 등 가족력을 아예 무시하기는 어려운 여러 지표들이 있다.

그러므로 가까운 가족 가운데 갑상선암 환자가 있는 경우 검진을 받아보는 것이 좋고 비특이적 증상이기는 해도 목에서 멍울이 만져지는 경우에도 암이 아닌지 확인해야 한다.

세 자매가 동시에 갑상선암에 걸린 사례

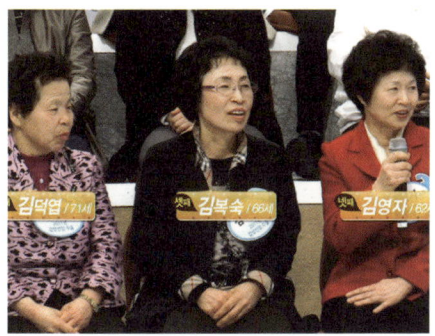

김덕열(72세) 김복숙(67세) 김영자(63세)
갑상선암

세 자매 가운데 가장 어린 김영자 주부가 어느 날 목에서 결절이 만져지고 목소리가 갈라지는 느낌에 초음파 검진을 받았다가 갑상선암을 발견했다. 그리고는 항상 피곤해하는 언니들에게도 검사를 권한 결과 놀랍게도 모두 갑상선암 판정을 받았다. 세 자매는 한 날 한 시에 갑상선암 수술을 받고 지금은 건강하게 지내고 있다.

갑상선암의 검진과 치료

갑상선암은 초음파 검진을 통해 확인하는 것이 보통이고 암의 종류를 확인하기 위해 미세한 주사 바늘로 갑상선암 세포를 흡입해 조직검사를 하는 세침세포검사를 시행하기도 한다. 혈액을 이용하는 갑상선 기능 검사는 갑상선의 기능을 확인하는 검사일 뿐 암 검진과는 상관없다.

국립암센터가 정한 갑상선암 검진 권고에 따르면 갑상선 혹이 만져지거나 가족력이 있는 경우, 방사능 노출 위험이 높거나 해서 갑상선암 위험 인자를 갖고 있는 경우, 또는 본인이 원하는 경우 갑상선암 초음파 검진을 받을 수 있

꼭 알아둬야 할 갑상선암
Q&A

Q 목에서 혹이 만져지면 모두 암인가?
A 우리나라 인구의 약 50%가 갑상선에 크고 작은 혹, 결절을 가지고 있는 것으로 알려져 있는데 그중 5% 정도만 암으로 밝혀지고 있다. 그러므로 갑상선 부위에서 만져지는 혹이 모두 암은 아니다. 결절이 나중에 암으로 변하지 않을까 걱정하는 이들이 많지만 원칙적으로 양성 결절이 암으로 변하지는 않는다. 그러나 양성 여포 종양이나 휘틀세포 종양처럼 특정 종양의 경우 나중에 암으로 변할 가능성이 있다. 세침세포검사에서 '여포 종양 의심'이라고 나오면 이미 30% 정도는 여포암이 진행된 단계라고 봐야 한다. 따라서 여포 종양으로 진단되면 암은 아니어도 수술로 제거하는 것이 원칙이다. 그밖에 양성결절도 크기가 계속 자라는

게 돼있다. 하지만 갑상선암을 치료하는 갑상선학회에서는 갑상선암의 경우 발병 위치에 따라 증상이 전혀 없을 수도 있고, 1cm 미만의 작은 미세암도 주변 막을 침범한 경우 위험도가 높아질 수 있는 만큼 보다 좋은 치료 예후를 위해 초음파 검진을 적극적으로 활용할 것을 권하고 있다. 실제 목에 결절이 만져져 병원을 찾는 45세 이상 환자들의 상당수가 3~4기 진단을 받는 만큼 초음파 검진을 통해 조기 발견을 하는 것이 중요하다고 판단하기 때문이다.

경우 역시 수술로 제거한다.

Q 갑상선 기능 항진증이나 저하증이 있는 환자는 암 발생 위험이 높나?
A 그렇지는 않다. 기능성 질환이 있는 사람들이 갑상선암에 걸릴 확률은 보통 사람들과 다르지 않다. 하지만 기능 항진증이 있는 사람에게서 갑상선 혹이 발견되는 경우 암일 확률이 약 30% 정도 높은 것으로 밝혀졌다. 반대로 기능 저하증이 있는 경우에도 갑상선 혹이 있으면 암일 확률이 3배 정도 높다.

Q 갑상선 절제 수술 후 호르몬 약물을 꼭 복용해야 하나?
A 갑상선을 제거한 경우에는 갑상선 호르몬을 대체할 약을 평생 복용해야 한다. 약을 복용하는 이유는 첫째, 부족하거나 결핍되는 갑상선 호르몬을 보충하기 위함이고 둘째, 뇌하수체 전엽에서 분비되는 갑상선 자극 호르몬(TSH)을 억제해 암의 재발을 막기 위함이다. 수술 후 초기에는 약의 농도를 맞추는 시기여서 갑상선 기능 항진증이나 저하증이 나타날 수 있지만 약의 적정한 용량이 결정되면 곧 해소된다.

갑상선 제거 수술이 유일한 치료법

갑상선암은 수술을 통해 암세포를 제거하는 것이 유일한 치료법이다. 갑상선 호르몬을 분비하는 갑상선 조직은 남겨두면 좋겠지만 갑상선암이 워낙 림프 전이가 잘되고 재발률이 높아 전체를 제거하는 경우가 대부분이다. 다만 갑상선암의 위치에 따라 갑상선을 모두 절제하지 않고 반만 절제하거나 부갑상선을 남겨두는 등 절제범위가 달라질 수도 있다.

수술이 갑상선암의 유일한 치료법이긴 하지만 좀 더 지켜보다가 수술을 결정하는 경우도 있다. 갑상선암의 종류가 유두암이나 여포암처럼 분화가 좋은 저위험군이고, 환자가 45세 이전의 여성이며, 암이 크지 않고 주변 막을 침범하지 않은 경우가 대표적이다. 이 경우엔 6개월 간격으로 추적 관찰하며 수술 시기를 신중하게 결정하기도 한다.

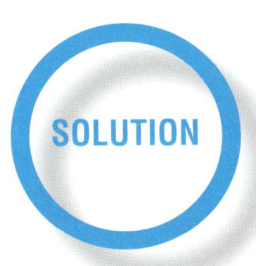

갑상선 명의가 권하는 셀프 진단법

갑상선암은 발병 원인이 명확치 않아 예방법 역시 애매하다. 갑상선에 좋다는 식품이 일부 회자되고는 있으나 갑상선암을 예방하거나 치료하는 효과가 증명된 바는 없다. 게다가 갑상선 건강에 도움이 될 만한 운동법도 없는 실정이다.

사실 갑상선암을 예방하고 갑상선 건강을 지키는 지름길은 앞서도 내내 강조한 바와 같이 조기 검진밖에 없다. 갑상선에 아무런 이상이 없어도 정기적인 초음파 검진을 통해 암세포가 자라지 않도록 감시하고 관리하는 것보다 좋은

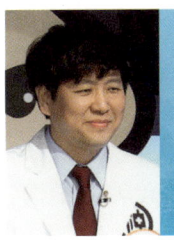

갑상선암 명의 장항석 연세대학교 갑상선외과 교수

강남세브란스병원 갑상선암센터 소장, 대한갑상선학회 학술이사, 대한갑상선내분비외과학회 부회장을 역임했다. 갑상선암 가운데서도 난치성 갑상선암 수술과 치료의 권위자로 까다로운 갑상선암 수술의 치료 성과를 높이는 데 크게 기여했으며 다수의 해외 의료봉사를 통해 한국의 우수한 갑상선암 수술법을 전수하고 있다.

예방법과 치료법은 없기 때문이다.

다만, 평소 갑상선의 이상 여부를 확인할 수 있는 간단한 셀프 진단요령은 알아두는 것이 좋다. 갑상선 명의 장항석 교수가 제안하는 갑상선 셀프 진단법은 다음과 같다.

갑상선 셀프 나비 진단법

갑상선암은 초음파 진단을 통해서만 확인이 가능하지만 평소 자신의 갑상선 부위를 관찰하는 습관을 갖는 것도 중요하다. 갑상선 주위에 혹이나 결절이 만져지는지, 주변 림프조직이 부어 있지 않은지 등 몇 가지만 확인해도 갑상선 건강에 도움이 된다. 갑상선에서 만져지는 혹이나 결절이 모두 암은 아니지만 만에 하나 암일 경우 조기 발견의 기회가 될 수 있기 때문이다.

또는 그레이브스병(갑상선 중독증)과 같은 갑상선 질환이 있어도 목이 붓는 증상이 나타날 수 있으므로 셀프 진단으로 이상이 느껴지면 반드시 병원을 찾아 확인해야 한다.

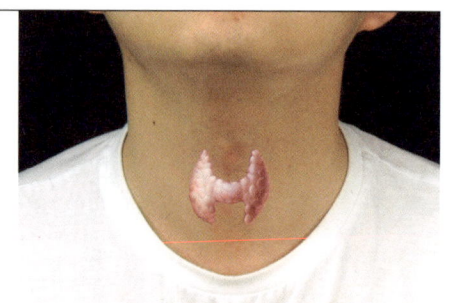

1. 거울 앞에 서서 육안으로 목 부위에 튀어나온 곳이 없는지 유심히 살핀다. 암 결절이 있는 경우 갑상선 정면과 측면 등이 부어오를 수 있다. 특히 평소 잘 보지 않는 측면을 유심히 살피도록 한다.

2. 엄지와 검지로 목뼈 양 옆에 있는 갑상연골 부위를 만지면서 결절이 있는지 확인한다. 엄지와 검지로 갑상연골 부위를 좌우로 살짝 밀어주면서 위에서 아래로 따라 내려가면 된다.

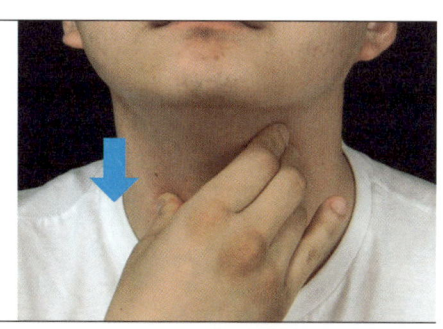

3. 침을 꿀꺽 삼키면서 ②번과 동일한 방법으로 다시 촉진한다. 침을 삼킬 때 뭔가 걸리는 느낌이 있거나 덩어리가 느껴지는지 잘 살펴본다.

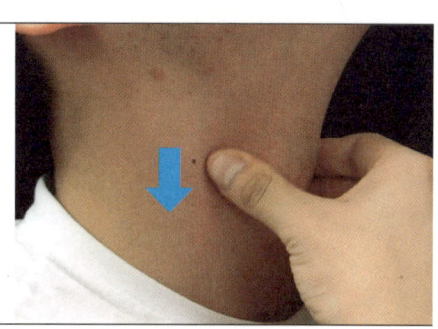

채널A 〈나는 몸신이다〉 55회 대장암

휴대전화 스캔창을 QR 코드에 대면 해당 동영상을 볼 수 있습니다

암 극복 프로젝트 7

서구형 암에서
한국형 암으로,
대장암

대장암 발생률 세계 1위국이라는 오명

2016년 세계보건기구에서 발표한 조사내용이 한국을 깜짝 놀라게 만들었다. 한국이 서구형 암의 대표주자로 손꼽히던 대장암 발생률 세계 1위로 올라섰다는 내용이었다. 인구 10만 명당 대장암 발생률이 세계 평균은 17.2명, 아시아 평균은 13.2명인데 반해 우리나라의 경우 인구 10만 명당 무려 45명의 발생률을 보이고 있다.

국립암센터 중앙암등록본부의 1999~2012년 암 발생 통계에 따르면, 다른 암은 발생률이 해마다 줄어드는 반면 대장암은 해마다 5.2%씩 증가한 것으

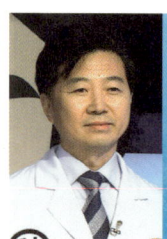

대장암 명의 유창식 서울아산병원 대장항문외과 교수
서울아산병원 암병원장 및 대장암센터장을 맡고 있으며, 연간 600여건 이상의 대장암 및 염증 관련 수술을 집도하고 있다. 대장암 수술 및 다학제 치료의 선구자로 우리나라를 대장암 생존율 세계 1위국으로 올려놓는 데 크게 기여했다.

로 나타났다. 무엇보다 대장암이 술과 담배를 즐겨하는 남성들의 암이라는 그간의 인식과 달리, 65세 이상 여성들에게 빈발하는 1위 암으로 조사된 것도 충격적이었다. 한마디로 한국인 남녀 모두 대장암의 공포에서 자유로울 수 없게 된 것이다. 그나마 위안이라고 한다면 조기 검진에 대한 국민의 인식이 개선되면서 최근 2~3년간 대장암 발병률이 근소하게나마 감소하는 추세에 있다는 점이다.

한국인은 유전적으로 대장암에 취약하다?

그렇다면 한국인은 왜 이렇게 대장암에 취약해졌을까? 대장암에 대한 상식이 조금이라도 있는 사람이라면 한결같이 '육식 위주의 식습관 때문'이라고 답한다. 육식 위주의 식습관이 대장암 발병의 큰 원인이 되는 것은 사실이다. 하지만 우리보다 고기 소비량이 훨씬 많은 나라들과 비교하면 의구심이 든다.

OECD 조사에 따르면 우리나라의 1인당 육식 소비량은 52.5kg으로, 호주 90.2kg, 미국 90kg, 아르헨티나 86.6kg 등 다른 나라보다 많은 편이 아니다. 육식 소비량으로만 보면 세계 대장암 발생률 1~3위는 호주와 미국, 아르헨티나 등이 차지해야 하지만 현실은 그렇지 않다.

그렇다면 한국인의 짜게 먹는 식습관 때문일까? 짜게 먹는 식습관이 위암의 주요인인 것은 맞지만 대장암의 원인이라고는 볼 수 없다. 술, 스트레스 등 건강에 해로운 다른 요인들도 모두 대장암과는 크게 관련돼 있지 않다. 아직 풀지 못한 미스터리지만 의학계에서는 한국인이 대장암에 취약한 것이 아닌지 조심스럽게 추정하고 있다.

한국인은 수천 년간 채식 위주의 식습관을 가진 민족이었다는 사실에서 출발한 추정이다. 한국인이 육식을 오늘날처럼 자유롭게 먹게 된 지는 불과 30~40년에 지나지 않기 때문이다. 체질적으로 육식에 맞는 민족이 아닌데 짧은 기간 고기와 기름진 음식을 많이 먹는 식습관을 갖게 된 것이 한국인의 변화상이다. 한마디로 육식을 소화할 능력도 부족하고, 기름진 음식 등으로 인해 만들어지는 유해한 인자들이 우리 몸에 들어왔을 때 이를 극복할 수 있는 유전적인 준비도 돼있지 못한 상태여서 한국인이 대장암에 취약한 유전적 구조를 갖고 있을 수 있다는 뜻이다.

그러나 다행스럽게도 한국인의 대장암 5년 상대생존율은 75.6%로 상당히 높다. 특히 조기 발견한 경우 약 90% 가까운 완치율을 보일 정도로 한국의 대장암 치료기술은 세계적인 수준을 자랑한다. 그러므로 대장암에 대해 제대로 이해하기만 해도 예방과 치료는 얼마든지 가능하다.

대장암의 특징

대장은 소장에서부터 항문까지 연결된 총 150cm 길이의 소화기관이다. 위와 소장에서 소화되고 남은 음식물의 수분을 흡수해 대변으로 만들어 항문을 통해 내보내는 역할을 한다. 대장암은 발생 위치에 따라 결장암과

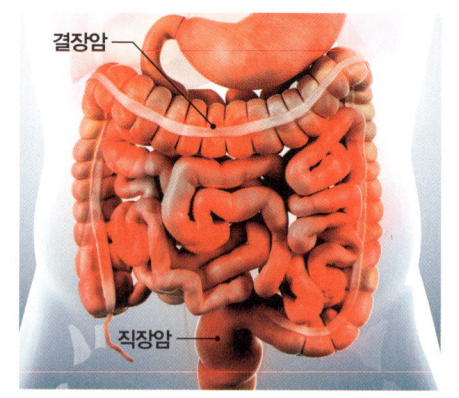

대장암의 주요 발생 부위

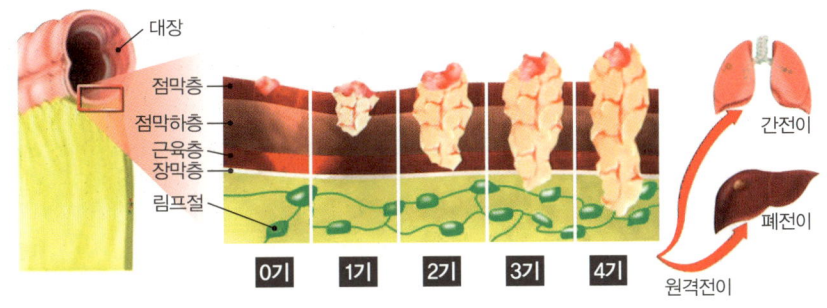

대장암 진행에 따른 병기

직장암으로 나뉘는데 전체 대장암의 50%는 직장에서, 나머지는 직장에서 휘어지는 부위의 S자 결장과 우측 결장에서 주로 발생한다.

대장암 기수에 따른 특징과 생존율

조기 대장암 0~1기에 해당되는 암으로 암세포가 점막층과 점막하층에 머물러 있는 상태. 5년 생존율이 약 90%에 달한다.

중기 대장암 2~3기에 해당되는 암으로 2기는 암세포가 대장 벽을 뚫은 상태, 3기는 림프절로 전이된 상태를 말한다.

말기 대장암 4기에 해당되는 암으로 암세포가 혈액을 타고 간, 폐, 복막, 뼈 등 다른 장기로 퍼진 상태를 말한다.

대장암의 씨앗, 용종

대장내시경을 하면 검사하는 동안 용종 1~2개를 떼어냈다는 얘기를 듣는 사례가 많다. 워낙 흔한 일이다 보니 용종 1~2개쯤은 누구에게나 생길 수 있고 대장암과는 무관한 것으로 여기곤 한다.

그러나 대장암의 약 85% 정도는 용종으로부터 시작된다. 용종은 대장암의 씨앗인 셈이다. 용종이란 대장 점막에 생기는 작은 혹을 말하는 것으로 용종 자체가 암은 아니지만 시간이 지나면서 암세포로 바뀔 수 있다는 데 문제가 있다. 대장내시경 검사에서 용종이 발견될 경우 그 자리에서 떼어내 조직검사를 하게 되는데 용종의 종류에 따라 대장암의 발병 위험이 달라진다.

정상세포가 증식해서 생기는 증식성 용종과 달리 선종은 대장암 세포로 진행될 가능성이 있으므로 추후 적극적으로 대장암 검진을 해야 한다. 뿐만 아니라 비교적 안전한 증식성 용종이라고 해도 4개 이상 발견되는 경우 그 가운데 선종

용종의 종류

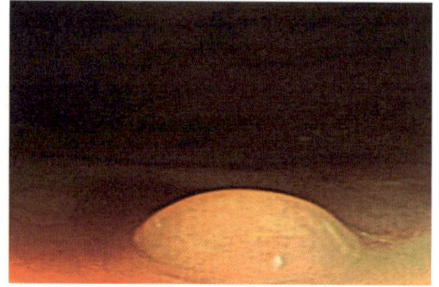

증식성 용종 표면이 매끈하고 혈흔이 보이지 않는 용종으로 정상적인 세포가 증식해서 생긴 것이다.

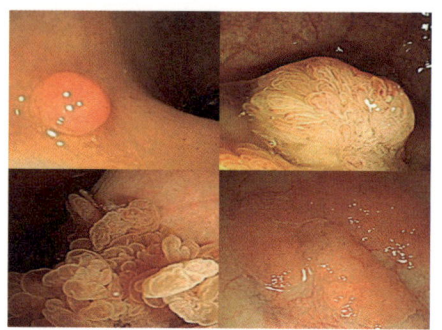

선종 대장암 세포의 바로 전 단계로 방치할 경우 점차 커지며 암으로 발전하게 된다.

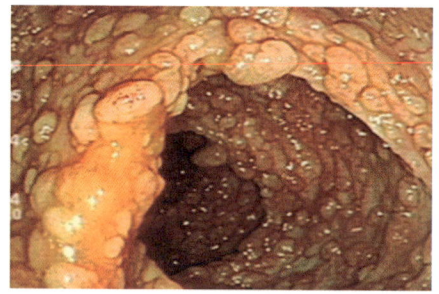

가족성 용종증 유전적 원인으로 발생한다. 10대 후반부터 용종이 생겨 20세가 넘어가면 용종의 일부가 암으로 발전하며, 40대가 되면 100% 대장암이 발생한다. 따라서 가족 가운데 가족성 용종증이 있는 경우 20세 정도에 대장 전체를 절제하는 수술을 받아야 한다.

이 있을 수도 있고, 용종 개수가 많다는 것 자체가 대장암으로 진행될 수 있는 씨앗을 많이 갖고 있다는 의미인 만큼 정기적인 검진과 관찰이 필요하다. 무엇보다 유전적 원인으로 용종 및 선종이 100개 이상 발견되는 가족성 용종의 경우엔 100% 대장암으로 진행되는 만큼 대장 전체를 절제하는 수술을 받아야 한다.

대장암의 원인과 증상

대장암이 생기는 원인은 복합적인데 지금까지 밝혀진 원인 가운데 대표적인 것으로는 노화와 유전, 생활습관 등이 있다. 이중 노화와 유전적 원인은 막을 수 없지만 생활습관으로 인한 후천적 원인은 노력을 통해 얼마든지 예방할 수 있다.

대장암의 원인

1 노화

대장암의 가장 큰 원인은 노화다. 대장 점막에 어떤 유전적 변이가 생겼을 때 나이가 젊으면 자연적으로 복구할 힘이 있지만 나이가 많아질수록 스스로 복구할 힘이 떨어진다. 실제 대장암이 잘 생기는 나이는 65세로 알려져 있다.

2 유전적 원인

대장암은 모든 암 가운데 유전적 영향이 가장 높은 암으로 통한다. 대장암 환자 100명 가운데 15명은 가족력과 관련성이 있고 5명은 유전성 대장암이라고 보면 된다. 특히 유전성 대장암의 경우 부모 중 한 사람이 유전성 대장암 환자라면 자식 2명 중 1명은 반드시 암이 발생하게 돼있다. 50%의 높은 확률로 유전되는 만큼 가족 가운데 대장암 환자가 있는 경우 반드시 정기검진이 필요하다.

3 후천적 원인

대장암은 부부가 함께 환자가 되는 경우가 적지 않다. 같은 식단, 같은 생활습관을 유지하고 있기 때문인데 그만큼 후천적인 원인이 중요하다고 볼 수 있다. 대장암을 유발하는 대표적인 생활습관이 비만과 음주, 육식 위주의 식습관 등이다. 특히 육식과 대장암과의 연관성은 많은 연구를 통해 증명된 바 있다.

동물성 지방을 소화하기 위해선 담즙이 필요한데 분비된 담즙이 소화되는 과정에서 대장에 유해한 2차 담즙산이 만들어진다. 이 2차 담즙산이 발암물질로 대장 점막에 자극을 줘 암을 유발할 수 있다. 특히 돼지고기, 소고기 등 붉은색 고기는 소화 과정에서 유해물질인 산화철이 생성되는데 이들 유해물질이 변속에 남아 대장 점막을 자극하면 대장암 발병 위험을 높일 수 있다.

알코올 역시 분해 과정에서 발암물질인 알데히드가 생성돼 역시 대장암 발병 위험을 높이는 주요 원인이 된다. 고기 안주 곁들여 음주를 즐기는 습관을 갖고 있다면 대장암으로 가는 지름길을 걷고 있는 셈이다.

배변습관 바뀌면 위험신호!

대장암 예방을 위해서는 내 몸이 보내는 신호를 무시하지 말아야 한다. 배변의 형태가 변하는 것은 좋지 않은 신호다. 자주 가스가 차거나 복부팽만감이 느껴지고, 갑자기 변이 가늘어지거나 혈변이 나온다면 반드시 대장암 검사를 받아야 한다.

그러나 대장암이 발생하는 위치에 따라 아무런 증상이 없을 수도 있다. 우측 대장의 경우 소장에서 물변의 형태로 변이 넘어오게 되는데 이곳에는 혹이 생겨도 물변은 쉽게 통과하기 때문에 증상이 나타나지 않는 경우가 많다. 반면 좌측 대장은 고형변이 통과하는 곳이어서 암세포가 자라면 변이 통과하는 과정에서 통증이 느껴지거나 변이 잘 통과하지 못해 가늘어지는 등의 증상이 생길 수 있다. 조기 대장암일 경우에도 아무런 증상이 없을 가능성이 높으므로 반드시 정기적인 대장내시경 검진을 하는 것이 안전하다.

대장암은 병기에 따라 수술과 항암 치료 등이 적용된다. 초기에 암세포를 발견하면 간단한 내시경 절제술로도 치료가 가능하지만 2기의 일부 또는 3기부터는 수술과 함께 무조건 항암 치료를 병행해야 한다. 직장암은 방사선 치료를 병행하는 것이 효과적이지만 상부직장암의 경우는 방사선 치료를 하지 않는다.

꼭 알아둬야 할 대장암
Q&A

Q 암과 관련 없는 용종도 제거해야 하나?
A 증식성 용종은 대개 암과 관련이 없지만 가장자리가 톱니모양을 하고 있는 등 일부 모양이 좋지 않은 증식성 용종은 대장암으로 진행될 가능성이 있다. 또 육안으로는 선종과 구분이 쉽지 않고 경우에 따라 증식성 용종 안에 선종이 숨어있을 수도 있다. 따라서 대장내시경을 통해 용종이 발견되면 종류와 상관없이 제거하는 것이 좋다.

Q 떼어낸 용종이 별 거 아니라고 하던데 다음에 생기는 용종도 괜찮을까?
A 한 번이라도 용종이 생겼던 사람은 용종이 잘 생기는 생활습관을 갖고 있거나 유전인자를 갖고 있는 경우가 많아서 얼마든지 다시 생길 수 있다. 그런데 한 번 제거한 용종이 조직검사 상 안전한 증식성 용종으로 밝혀졌다고 해서 이후 다시 생기는 용종이 같은 종류라는 보장은 없다. 그러므로 용종을 떼어낸 경험이 있는 경우 반드시 정기 대장내시경 검사를 받아야 한다.

Q 대장내시경 검사는 얼마나 자주 해야 하나?
A 일반적으로 50세가 되면 5년에 한 번씩 검진을 권한다. 하지만 가족 가운데 30~40대 젊은 나이에 발병한 사람이 있는 경우에는 그 환자의

대장암 발병 나이보다 5년 앞서 검사 받기를 권한다. 예를 들어 형이 35세에 대장암 환자가 되었다면 그 형제나 자식은 이보다 5년 빠른 30세에 검진을 시작해야 한다는 뜻이다. 검진 간격은 아무런 이상이 없을 때는 5년에 한 번이지만 위험성이 크지 않은 증식성 용종 1~3개가 발견된 경우에는 3년에 한 번 대장내시경을 권한다. 또 용종이 4개 이상 발견되거나 용종의 크기가 1cm 이상인 경우, 용종이 암세포를 갖고 있거나 비정상적인 형태의 용종이 발견된 경우에는 1~2년 간격으로 검사를 권하기도 한다.

Q 변비는 대장암과 관련이 없을까?
A 변비와 대장암은 직접적인 관련이 없다. 다만, 변이 대장 안에 오래 머물러 있게 되면 그 안의 발암물질과 독소들 역시 오래 남아있게 되는 만큼 대장암의 위험이 높아질 수는 있다. 그러므로 식이섬유 등이 풍부한 음식을 섭취해 대장에 자극이 되는 해로운 물질이 오래 남아있지 않도록 배변습관을 개선해야 한다.

SOLUTION 1
대장암 극복의 일등공신, 컬러푸드

대장암 예방을 위해서는 정기적인 대장내시경 검사와 함께 반드시 식습관을 개선해야 한다. 앞서도 설명한 바와 같이 대장암은 육식 위주의 식단과 관련 돼 있으므로 대장 점막을 자극해 암세포를 유발하는 식단 대신 대장의 발암 물질을 흡착해 몸 밖으로 빨리 배출시킬 수 있는 식단을 유지하는 것이 중요하다. 3기 대장암을 이겨낸 최인선 몸신은 다양한 식재료와 컬러푸드를 활용한 밥상을 소개해 명의 유창식 교수와 임상영양학자 임경숙 교수 모두에게 극찬을 받았다.

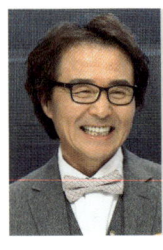

몸신 최인선 / 전 기아·SK 농구감독·현 골프코치

농구장에서 허재, 한기범 등 기라성 같은 선수들을 지도하던 최인선 전 감독은 2005년 대장암 3기 진단을 받았다. 경기 때문에 받는 스트레스를 음주와 잦은 회식 등 무절제한 생활로 풀곤 하던 습관 탓이라 여기고 수술과 항암 치료를 마친 후부터 식습관을 완전히 바꿔 대장암 완치 판정을 받았다.

공개! 몸신의 대장암 치유식

항암 · 항산화 효과의 보고, 팔색조 샐러드

매일 아침 1시간 조깅, 1시간 근력운동 후에 최인선 몸신이 꼭 챙겨먹는 음식이 팔색조 샐러드다. 빨주노초파남보 7가지 무지개 색과 흰색을 곁들인 컬러푸드. 각각의 컬러푸드가 지닌 다양한 항암, 항산화 효과를 기대할 수 있는데다 단백질 섭취까지 가능해 영양학적 균형이 잘 갖춰진 식단이다.

▶**채소와 과일의 효능** 팔색조 샐러드의 기본은 식이섬유가 풍부한 제철 채소와 과일이다. 식이섬유는 대장 내 유해물질과 독소, 발암물질을 흡착해 대변과 함께 몸 밖으로 배출시키는 능력이 탁월하다. 소화 흡수되는 과정에서도 끝까지 섬유소는 남아 대변의 부피를 키우고 대장의 활동을 부추겨 원활한 배변활동을 돕기 때문이다. 따라서 대장암 예방을 위해 반드시 섭취해야 한다.

▶**컬러푸드의 항산화 효능**

리코펜(빨간색) 항암 효과는 물론 면역력 증가, 혈관 강화 등에 도움이 된다. 10대 암 예방 식품 중 1위에 선정된 토마토는 항암 작용이 우수하고 각종 미네랄, 비타민은 풍부한 반면 열량은 낮은 대표적인 식품으로 세포의 노화를

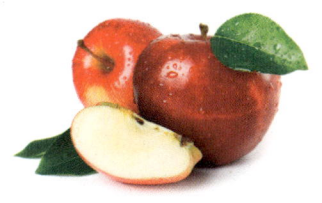

사과

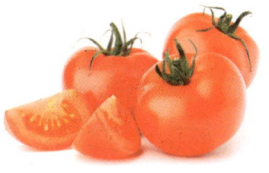

토마토

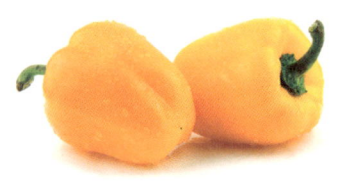
파프리카

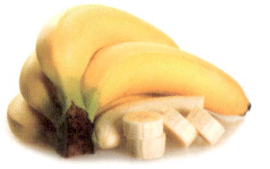
바나나

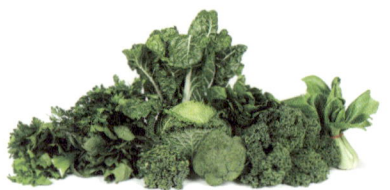
녹색 야채

막아 면역력 강화에 효과적이다.

베타카로틴(노란색) 노란색 색소 가운데 대표적인 베타카로틴은 몸에서 생성되지 않아 반드시 식품으로 섭취해야 한다. 베타카로틴은 체내에 들어오면 비타민 A로 바뀐다. 유해산소를 없애는 항산화 성분으로 노화를 억제하고 암, 심장병, 뇌졸중 등 성인병도 예방하는 효과를 갖고 있다.

클로로필(초록색) 초록색을 띠는 식품에 함유된 엽록소 클로로필은 신진대사를 원활하게 하고 피로물질을 제거하는 능력이 탁월하다. 또 중금속이나 유해물질을 흡착시켜 몸 밖으로 배출하는 디톡스 효과도 뛰어나 대장암 예방에 도움이 된다.

안토시아닌(보라색) 가지, 포도 등 보라색 식품에 들어 있는 안토시아닌 색소는 대표적인 항암, 항산화 성분이다. 면역력을 높여 암세포로부터 정상세포를 보호하는 역할을 하며 특히 노화를 억제하는 항산화 성분이 풍부해 대장암을 유발하는 각종 유해물질을 중화시키는 능력이 우수하다.

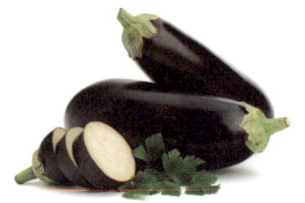
가지

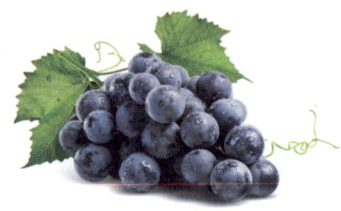
포도

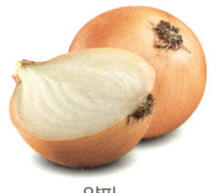
양파

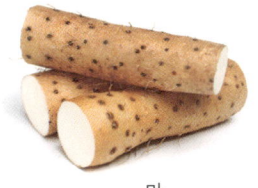
마

플라보노이드(흰색) 항암 효과는 물론 체내 산화작용을 억제해 유해물질을 몸 밖으로 배출시키고 세균과 바이러스에 대한 저항력을 길러준다. 마늘의 알리신은 항암 효과와 더불어 콜레스테롤 저하 효과가 뛰어나고 양파의 퀘르세틴도 우수한 항암, 항산화 작용을 한다.

팔색조샐러드 만들기

재료 빨간색(붉은색이 나는 사과, 토마토 등 제철 과일)
주황색(당근, 감, 귤)
노란색(바나나, 파프리카, 달걀)
초록색(브로콜리, 오이, 샐러드 채소류)
파란색, 남색, 보라색(큰 구분 없이 적채, 포도, 가지, 해조류, 베리 등)
흰색(마, 구운 마늘, 양파 등 채소류와 닭가슴살, 우유 등 단백질 식품으로 구성)

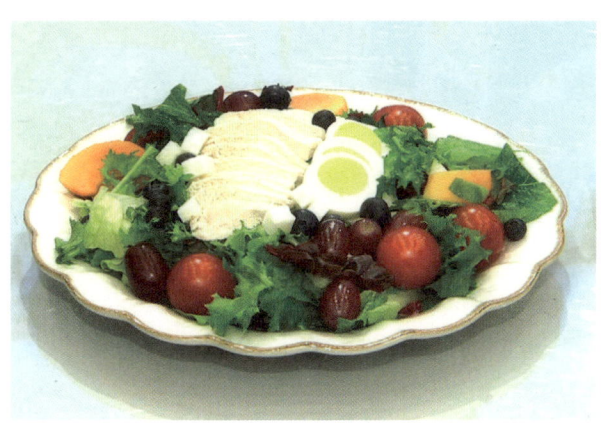

★ 한 끼에 최대한 다양한 색상의 식재료를 이용하되 제철 과일과 제철 채소를 기본으로 하며 단백질 공급원을 반드시 곁들인다.

몸신의 plus tip 대장암 극복하려면 칼슘을 섭취하라

몸신이 팔색조 샐러드와 함께 대장암 극복을 위해 반드시 챙겨 먹는 것은 바로 우유다. 우유에 들어 있는 칼슘은 골다공증 예방 등 뼈 건강에 도움이 되는 것으로 흔히 알고 있지만 대장암 극복을 위해서도 없어서는 안 될 영양소라며 명의 유창식 교수 역시 환자들에게 섭취를 권하고 있다.

고기를 먹으면 소화하는 과정에서 대표적인 발암물질인 2차 담즙산과 용종을 자라게 만드는 지방산이 생기는데 칼슘은 이들 성분에 달라붙어 칼슘을 만든다. 이 칼슘염은 유해물질을 제거할 뿐 아니라 대장 점막이 비정상적으로 커지는 것을 막아주는 역할도 한다.

SOLUTION 2
대장암 재발 막고 장 튼튼하게 만드는 고구마밥

대장암 3기를 이겨낸 김명원 몸신이 선택한 건강밥상은 고구마 밥. 수술과 치료가 잘돼 완치 판정을 받고부터 재발을 막고 장을 건강하게 만들기 위해 15년간 하루 세끼 꼬박 고구마밥을 챙겨 먹었다. 맛있게 먹는 것만큼이나 멋있게 배설하는 것이 대장암 예방의 제1원칙이라고 말하는 몸신은 밥을 바꿔 대장암을 완벽하게 극복한 것은 물론 변비도 고치고 튼튼한 장까지 얻게 됐다고 한다.

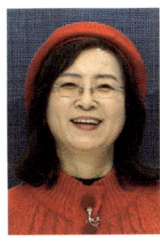

몸신 김명원 대전대학교 교양학부 교수·시인
1년간 소화가 잘 되지 않고 옆구리도 아픈 증상으로 고생하던 김명원 몸신은 1995년 대장암 3기 진단을 받았다. 수술과 항암 치료로 대장암을 극복한 이후 몸을 완전히 개조하기 위해 고구마 밥을 꾸준히 먹으며 대장암 발병 이전보다 더 건강하게 생활하고 있다.

공개! 몸신의 대장암 치유식

대장 속 유해물질 싹 씻어주는 고구마

뉴질랜드대학은 뉴질랜드의 마오리족 사람들의 대장암 발생 빈도가 극히 낮다는 사실을 알고 그 원인이 무엇인지 연구를 시작했다. 비결은 고구마 섭취량에 있었다. 마오리족의 고구마 섭취량이 다른 종족에 비해 훨씬 많았기 때문이다. 고구마는 식이섬유가 풍부하고, 항암 성분인 강글리오사이드, 항산화 물질이 풍부해 고구마를 이용해 밥을 지으면 대장암 예방은 물론 장 건강에 효과적이다.

특히 고구마의 식이섬유는 흡착력이 강력해 대장 내 각종 유해물질을 배출하는 능력이 탁월할 뿐 아니라 지방까지 배출시키는 능력이 있는 것으로도 알려져 있다. 또 고구마에 함유된 식이섬유인 셀룰로스는 장운동을 향상시켜 배변활동을 원활하게 하고 장내 유산균이나 비피더스균의 먹이가 돼 번식을 촉진하는 작용을 하기 때문에 장 건강 전반에 도움이 된다.

단, 고구마의 식유섬유는 질긴 편이어서 대장암 수술 후 치료 중인 환자가 먹으면 장폐색이 올 위험이 있다. 그러므로 건강한 사람이 대장암 예방을 위해 먹거나 대장암 완치 판정을 받은 후 먹는 것이 좋다.

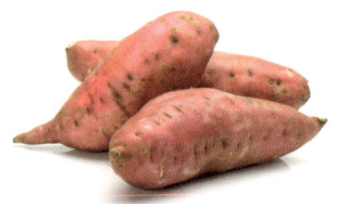

고구마

고구마밥 만들기

재료 고구마 1~2개, 잡곡, 식초

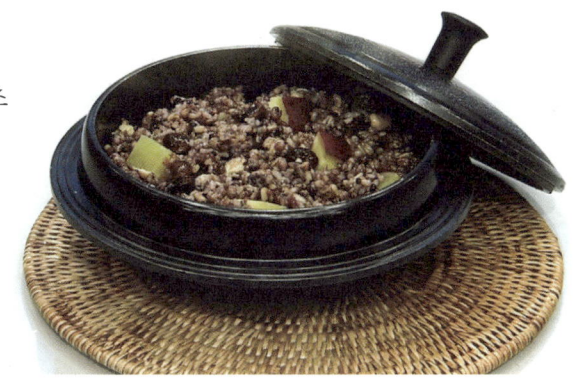

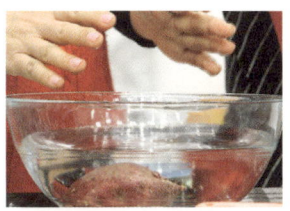

1. 식초를 섞은 물에 고구마를 3분간 담가 불순물을 제거한다.

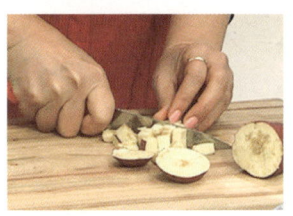

2. 식초에 담갔던 고구마를 건져 흐르는 물에 씻은 후 껍질째 깍두기의 4분의 1 크기로 썰어둔다. 고구마를 껍질째 먹어야 소화도 잘되고 변비 예방에도 효과적이다.

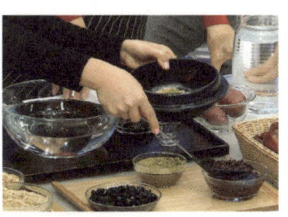

3. 현미와 찹쌀을 2대 1로 혼합한 쌀에 보리, 귀리, 검은콩, 검은쌀, 차조 등 5가지 곡물을 식성에 맞춰 섞는다.

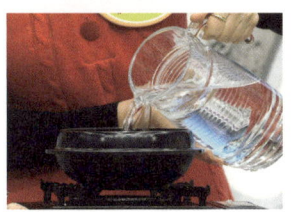

4. 물을 붓고 썰어둔 고구마를 넉넉히 넣어서 밥을 짓는다.

채널A 〈나는 몸신이다〉 96회 전립선암

휴대전화 스캔창을 QR 코드에 대면 해당 동영상을 볼 수 있습니다

암 극복 프로젝트 8

황제의 암에서
평민의 암으로,
전립선암

병원 자주 가면 예방 가능한 암

병원 가는 것을 좋아하는 사람은 드물겠지만 그 가운데서도 유독 꺼려지는 진료과가 있다. 비뇨기과가 대표적이다. 친구에게조차 쉬쉬하며 방문하는 진료과, 그마저도 여성들은 남성 전용 진료과라는 생각에 아예 방문할 엄두조차 내지 못한다.

하지만 일반적인 인식과는 달리 비뇨기과의 진료 항목은 광범위하다. 남성들은 전립선 질환으로 인해 평생 한 번 이상은 반드시 방문하게 돼있고 여성들도 방광이나 콩팥의 이상, 배뇨장애 등이 생기면 비뇨기과 진료를 받아야 한

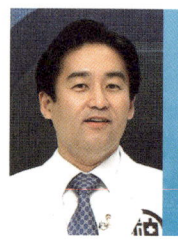

전립선암 명의 나군호 연세대학교 비뇨기과 교수

대한내비뇨기과학회 상임이사를 맡고 있으며 방광암, 전립선암 치료에 적용하는 로봇 수술 분야의 권위자다. 19차 세계내비뇨기과학회 최우수 논문상, 97차 미국비뇨기과학회 우수 논문상 등을 수상했으며 활발한 비뇨기 암 연구를 통해 치료율을 높이는 데 앞장서고 있다.

다. 방광암, 전립선암을 비롯해 콩팥에 암이 생기는 콩팥암 역시 비뇨기과 소관이다.

이처럼 여러 암이 비뇨기와 연관돼 있음에도 비뇨기 계통에 문제가 생기면 숨기려 들거나 대수롭게 않게 여겨 비뇨기 암을 제때 진단 받지 못하는 사례가 많다. 그러니 비뇨기과 전문의들 사이에서는 "병원 좀 자주 오세요"라는 말이 단골멘트로 통한다.

비뇨기 암 가운데 전립선암은 혈액검사만으로도 조기 검진이 가능하고 조기 발견만 하면 5년 생존율이 100%에 육박한다. 특히 한국인의 전립선암은 악성도가 높아 진단이 늦어지면 생존율이 30%대로 뚝 떨어져 사망위험이 급증한다. 그러므로 다른 암과 마찬가지로 비뇨기 암 역시 병원을 자주 드나들 필요가 있다.

전립선암의 특징

우리 몸의 비뇨기계는 콩팥, 요관, 방광, 요도로 구성돼 있다. 콩팥에서 생성된 소변이 요관을 따라 방광에 저장되고 일정한 양의 소변이 방광에 모이면 요도를 통해 배설되는데 요

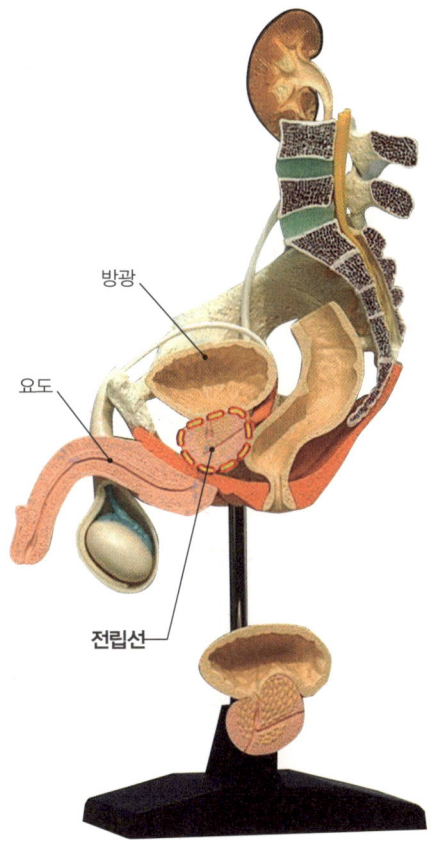

전립선의 위치

도 주변을 동그랗게 감싸고 있는 것이 전립선이다. 엄밀히 말하면 전립선이 아닌 전립샘으로 20g 정도 되는 밤톨 크기의 전립선이 동그란 모양으로 요도를 감싸고 있다.

이 전립선에서 정액을 만드는 물질을 배출하는가 하면 정액에 영양을 공급하고 정액이 굳지 않고 액체 상태를 유지하도록 하는 등 중요한 역할을 한다. 나이가 들면 흔히 생기는 전립선 비대증은 전립선이 커지면서 요도를 압박하는 질환이고, 전립선암은 전립선 부위에 암세포가 자라는 질환이다. 전립선암 역시 종양이 커지면 방광이나 요도를 압박해 전립선 비대증처럼 배뇨에 불편을 겪게 되므로 두 가지 질환을 혼동하는 경우가 많다.

전립선 비대증과 전립선암의 연관성을 의심하는 이들이 많지만 이 둘은 완전히 별개의 질환으로 전립선 비대증이 있다고 해서 전립선암이 생기는 일은 없다.

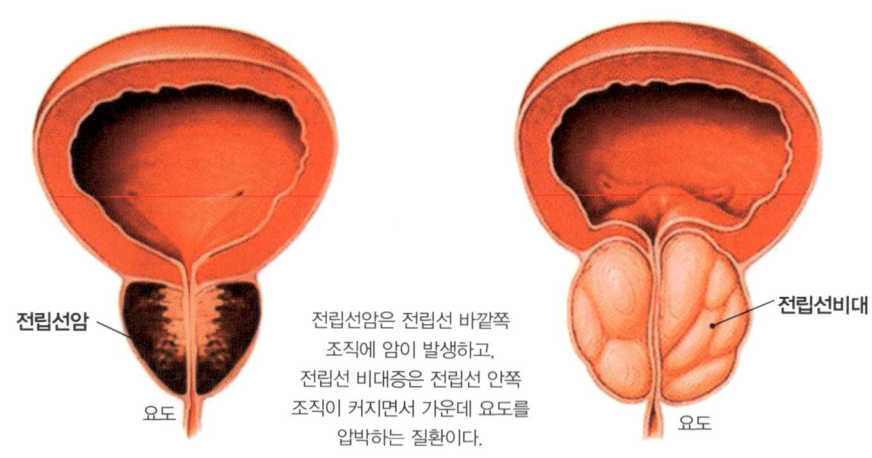

전립선암은 전립선 바깥쪽 조직에 암이 발생하고, 전립선 비대증은 전립선 안쪽 조직이 커지면서 가운데 요도를 압박하는 질환이다.

전립선암과 전립선 비대증

300% 가까운 폭발적인 암 발생률

전립선암은 한때 황제의 암이라 불렸다. 잘 먹고 잘 사는 서구인에게 많이 발생하는 암이라고 해서 붙여진 별칭이었다. 그런데 이 황제의 암이 우리나라에서는 300% 가까이 폭발적으로 증가하는 바람에 황제의 암이 아닌 평민의 암이 되었다. 이 추세라면 2020년경엔 위암을 제치고 남성 암 1위에 올라설 것이라는 전망도 나오고 있다.

전립선암이 이처럼 폭발적으로 늘고 있음에도 전립선암에 대한 인식은 여전히 낮은 실정이다. 국가암정보센터 자료에 따르면 암이 전립선 내에만 국한된 경우 5년 생존율은 100%에 근접한다. 일찍만 발견하면 생명에 지장 없는 착한 암이라는 뜻이다. 하지만 전체 환자의 약 10%는 전이가 진행된 상태에서 발견돼 생존율이 38.6%에 지나지 않는다. 우리나라에서 주로 발병하는 전립선암의 경우 악성도가 높아 진행이 빠르고 전이도 잘 되기 때문이다. 그럼에도 여전히 많은 사람들이 전립선암은 생명에 지장 없는 암으로 잘못 알고 있다.

악성도 높은 한국의 전립선암

전립선암은 악성도를 평가하는 절대적인 기준이 세계적으로 통용되고 있다. 1~10점까지를 기준으로 삼아 7점 이상을 악성이라고 판단한다. 그런데 서구인의 전립선암은 대개 6점 이하의 순한 암인데 반해 한국인에게는 7점 이상은 물론 8~9점의 악성 암이 유독 많은 것이 특징이다.

악성도가 높다는 것은 첫째, 전이가 잘되는 공격적인 성격을 갖고 있다는 뜻이다. 전이가 시작된 전립선암 환자의 80%가 뼈로 전이되는데 전립선과 가까운 골반뼈, 척추뼈는 물론 멀리 떨어진 어깨뼈에서 전립선 암세포가 발견되기도 한다. 둘째, 치료가 까다롭고 사망위험이 높다는 뜻이다. 전립선암 1기 생존율은 평균 90%로 최근엔 100%에 가까워지고 있다는 연구 결과도 나오고 있다. 하지만 전립선암 4기에 이르면 생존율이 급감해 약 70%의 환자가 사망에 이르게 된다.

전립선암 1기 종양이 만져지지 않을 정도로 미세한 상태에 해당한다.

전립선암 2기 종양이 전립선 안에만 있고 밖으로 침범하지 않은 상태를 가리킨다.

전립선암 3기 종양이 전립선 밖으로 침범해 주변 정낭 등의 조직으로 퍼진 상

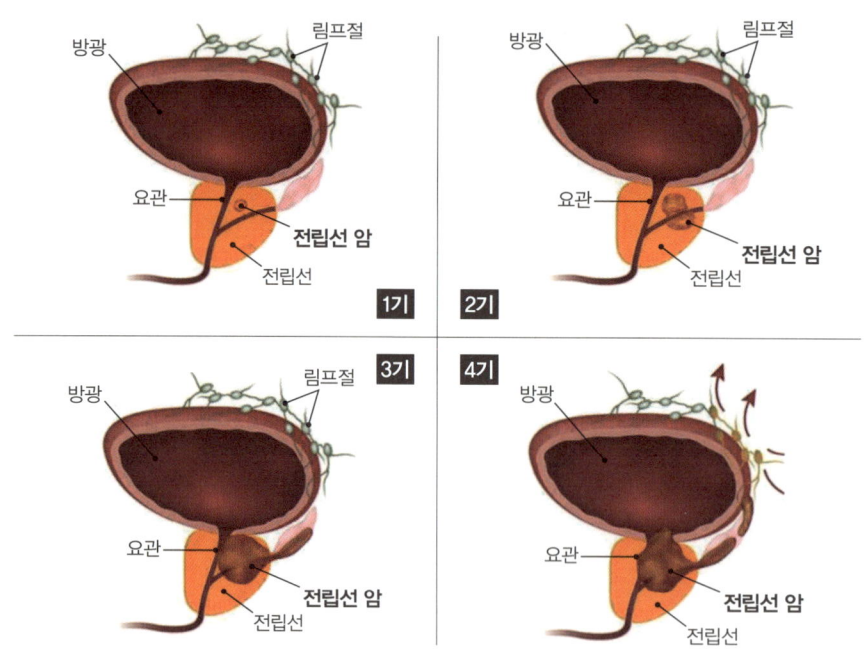

전립선암 진행에 따른 병기

태에 해당한다.

전립선암 4기 종양이 림프절이나 주변 기관으로 전이된 상태를 뜻한다.

전립선암의 원인과 증상

한국인에게 전립선암이 이처럼 폭발적으로 증가하는 것은 물론 악성도마저 높은 이유는 무엇일까. 안타깝게도 아직 뚜렷하게 밝혀진 이유는 없다. 다만, 이웃한 일본이나 중국에도 역시 악성도 높은 암이 많이 발병하는 것으로 보아 인종에 따른 유전적인 원인이 아닐까 추측할 뿐이다. 다음은 전립선암을 유발하는 것으로 의심되는 대표적인 원인이다.

전립선암의 원인

1 나이
발병 연령이 점차 내려가는 추세이기는 해도 나이가 들수록 전립선암의 발병 위험이 높아지는 것은 사실이다. 대략 60대를 전후한 나이에 전립선암이 빈발한다.

2 가족력
부모나 형제 가운데 전립선암 환자가 있으면 발병 위험이 3배 높다고 알려져 있으므로 가족력이 의심되는 경우 검사를 받아보는 것이 좋다.

3 동물성 지방 섭취

동물성 지방을 많이 섭취할수록 전립선암을 유발하는 남성호르몬이 증가한다고 추측하기도 하지만 정확한 연관성이 밝혀지지는 않았다. 다만, 체질량지수가 높을수록 즉, 비만할수록 전립선암의 발병 위험도 높은 것으로 알려져 있다. 우리나라의 전립선암 발생률이 높아지는 것은 비만인구가 늘어난 탓이기도 하다.

혈액검사로 확인 가능한 유일한 암

모든 암이 그렇듯 전립선암 역시 조기 증상이 없어 증상만으로는 일찍 진단하기 어렵다. 그나마 특징적인 증상이 배뇨장애다. 소변 줄기가 가늘어지거나 소변을 자주 보는 빈뇨 증상, 소변을 봐도 개운치 않은 증상 등이 대표적이다.

하지만 이 또한 나이 들면 나타나는 배뇨장애 정도로 생각하고 넘기기 십상이다. 그렇다면 악성도가 더 심해지기 전에 전립선암을 빨리 발견할 방법은 없을까. 해답은 혈액검사다. 전립선암은 혈액검사만으로도 이상 여부를 확인할 수 있는 유일한 암이다.

다른 암은 종양 표지자 검사를 해도 정확도가 떨어져 암을 쉽게 확인할 수 없는 것이 보통이다. 반면 전립선암은 다른 암 검사에 비해 민감도가 높아 정확도 역시 상당히 높다. 전립선암 검사는 PSA라는 혈액검사를 통해 이루어지는데 PSA 검사는 전립선특이항원을 이르는 말로 전립선암 세포가 있는 경우 혈액 속에서 이 항원이 많이 발견되는 특징을 갖고 있다. PSA 수치는 간단한 채혈을 통해 확인할 수 있고 전립선암뿐 아니라 전립선염, 전립선 비대증 등 전립선 질환을 확인하는 데도 사용되는 유용한 검사다. 따라서 50대 이상 남성이라면 전립선암 조기 발견을 위해 정기적으로 혈액검사를 받는 것이 좋다.

꼭 비뇨기과 찾아야 하는 증상

전립선암도 무증상이 대부분이다. 다만, 전립선암이 진행되면 방광 출구가 막혀 소변을 배설하지 못하게 되는 급성 요폐, 혈뇨, 요실금이 발생하며 전이가 시작되면 뼈 전이로 인한 통증, 척수 압박에 의한 신경 증상 및 골절 등이 나타난다. 다음 증상은 진행된 전립선암과 전립선 비대증, 배뇨장애 등 다양한 비뇨기과 질환으로 인해 나타날 수 있는 증상으로 해당 증상이 나타나면 반드시 비뇨기과를 방문해야 한다.

하나, 소변을 자주 본다. 1일 8회 정도가 정상적인 소변 횟수로 10번 이상 소변을 보는 경우 원인을 확인해야 한다.
둘, 소변을 봐도 개운치 않은 잔뇨감이나 요실금이 있다.
셋, 소변을 잘 참지 못해 급하게 화장실을 찾는 절박뇨가 있다.
넷, 증상이 심해질 경우 갑자기 소변이 나오지 않는 요폐색 증상이 나타난다.

꼭 알아둬야 할 전립선암
Q&A

Q 전립선암 치료는 어떻게 이뤄지나?
A 환자의 연령과 기대수명, 병의 진행단계에 따라 수술로 전립선을 적출하는 전립선적출술을 비롯해 방사선 치료, 호르몬 요법 등을 시행한다. 환자의 나이가 많으면서 분화도가 좋은 국소성 전립선암 환자의 경우 지켜보며 관찰하는 방법도 고려할 수 있지만 기대수명이 10년 이상이고 분화도가 나쁜 환자에게는 수술치료 등이 적극적으로 고려된다. 호르몬 치료는 전립선암을 진행시키는 남성호르몬의 양을 줄여 전립선암을 치료하는 방법으로 수술이 어려울 정도로 진행된 전립선암에 한해 주로 고려된다.

Q 전립선암 수술 후 요실금이 올 수 있다는데 맞는지?
A 요실금은 여성들만의 문제라고 생각하기 쉬운데 전립선암과 전립선비대증 수술 후유증으로 남성에게도 요실금이 생길 수 있다. 전립선은 요도와 붙어 있는데 전립선이 제거되면서 요도의 괄약근과 주변 조직에 손상이 생겨 소변 조절이 어려워지기 때문이다. 조사에 따르면 전립선 수술 후 약 33%의 환자가 패드나 기저귀 같은 보호 장구를 필요로 하고, 방광에 소변이 거의 저장되지 않을 정도로 조절이 불가능해 소변이 새거나 심한 요실금이 오는 사례는 전체 전립선 수술 환자의 약 8.4%쯤 발생하는 것으로 알려져 있다. 대개는 시간이 지나면서 특별한 치료 없이

도 서서히 회복돼 요실금의 빈도 및 강도가 좋아지게 마련이다. 대부분의 환자가 수술 후 1~2년 이내에 수술 전 상태로 회복되거나 일상생활에 큰 지장이 없을 정도로 회복된다.

Q 전립선암 수술 후 발기부전이 생기기도 하는지?
A 전립선암은 그 자체로 발기부전의 원인이 될 수 있고 수술로 전립선을 제거하는 과정에서 발기 기능을 조절하는 주변의 자율신경계를 손상시킬 경우 그로 인한 후유증으로 생길 수도 있다. 하지만 전립선암으로 인해 유발되는 후유증으로 발기부전보다 많은 것은 건조 사정이다. 건조 사정은 성행위는 가능하지만 사정이 되지 않는 증상으로 전립선 수술을 통해 정액이 나오는 통로 자체가 사라지면서 나타나는 후유증이다. 발기부전의 경우 약물치료 등을 통해 완화시킬 수 있는 다양한 방법이 제시되고 있으나 현재까지 전립선암 수술 후유증으로 인한 성생활 문제는 쉽게 해결책이 나오지 않고 있다.

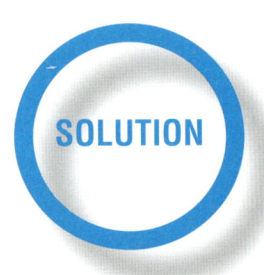

SOLUTION
수술 없이 전립선암 이겨낸 건강밥상과 운동법

전립선암은 수술을 할 경우 남성 요실금, 발기부전 등 후유증의 위험이 커서 남성들에게 상실감을 안겨주는 사례가 많다. 그런데 전문의와 상의를 거쳐 수술하지 않고도 전립선암을 극복한 몸신이 있다.

주영봉 몸신은 암 진단 당시 전립선 항원 수치가 28ng/mL로 전립선 암 2기에서 3기로 진행 중이던 중증 전립선암 환자였다. 24시간 밤낮 없는 회사 생활과 90kg에 육박하는 몸무게, 잦은 야식, 책상에만 앉아있는 생활습관 등 그야말로 병을 부르기 십상인 생활을 지속한 결과였다. 전립선암 진단 후 의사

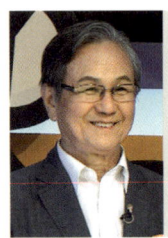

몸신 주영봉(79세)
자주 화장실을 들락거리는 빈뇨 증상과 혈뇨 증상으로 병원을 찾았다가 2006년 전립선암 진단을 받았다. 2기에서 3기로 진행 중인 상태에서 의료진은 수술을 권했으나 호르몬 치료와 식습관, 생활습관을 바꿔 기적적으로 전립선암을 극복한 후 지금까지 재발 없이 건강하게 지내고 있다.

주영봉 몸신의 전립선암 항원수치 비교

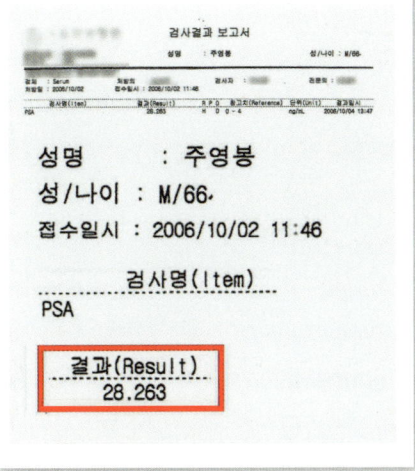

전립선암 진단 당시 항원수치

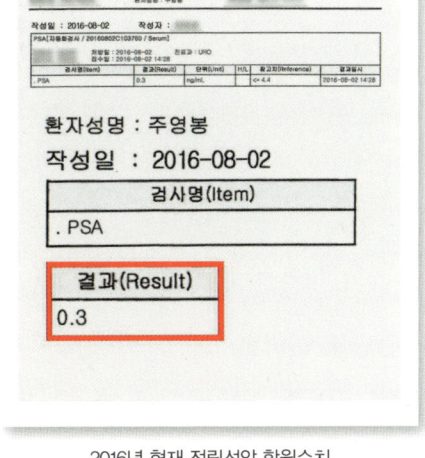

2016년 현재 전립선암 항원수치

에게 수술 대신 호르몬 치료와 생활습관 교정을 통해 암을 극복하고 싶다며 딱 1년의 시간만 달라고 설득했다고 한다.

의사의 허락을 받고 3개월간 호르몬 치료를 받은 후 운동과 식이요법에 매달렸다. 그러자 6개월 만에 혈액검사에서 전립선 항원 수치가 정상(50대 기준 4ng/mL)보다 훨씬 낮은 0.8ng/mL로 나타났다. 의사들도 놀라게 만든 몸신의 전립선암 극복 밥상과 운동법을 소개한다.

공개! 몸신의 전립선암 치유식

고기 없이도 단백질 섭취 충분한 언두부 밥상

몸신은 삼시 세끼 제때 식사하는 것을 원칙으로 한다. 특히 발아현미, 귀리, 율무, 아마씨, 강낭콩 등 다섯 가지 곡물이 들어간 밥을 주식으로 하고 단백질과 신선한 채소와 과일 등을 통해 비타민과 미네랄을 충분히 섭취하는 등 영양소의 균형을 맞추려고 노력한다. 동물성 지방이 전립선암에는 좋지 않아 가급적 생선과 제철 채소를 활용해 식단을 짜는데 반드시 챙겨 먹는 것이 있다. 바로 단백질 섭취를 위해 먹기 시작한 언두부다. 하루 한 번씩 언두부 샐러드, 언두부 청국장 등을 만들어 먹으며 전립선암을 이겨냈다.

콩에 함유된 식물성 단백질인 이소플라본은 여성 갱년기 건강에 좋은 것으로 알려져 있지만 전립선 건강에도 효과적이다. 이소플라본은 남성의 몸에서 남성호르몬인 테스토스테론이 과잉 생성되는 것을 억제해 전립선암 발생 비율을 낮추는 것으로 보고돼 있다.

▶**언두부의 효능** 일반 두부 100g에는 단백질이 7.8g 포함돼 있는 데 반해 언두부의 단백질은 무려 50%가 넘는다. 언두부를 잘라보면 마치 식빵처럼 수분이 빠져나간 자리에 구멍이 생긴 것을 볼 수 있는데 수분은 빠지고 단백질 등이 농축돼 일반 두부에 비해 단백질 함량이 6배 이상 높아진다. 단백질을 구성하는 이소플라본을 비롯해 각종 아미노산 또한 언두부에 풍부하게 함유돼 있다. 따라서 언두부를 활용하면 고기를 먹지 않고도 양질의 단백질을 충분히 섭취할 수 있다.

언두부

언두부 만들기

재료 두부

두부의 물을 따라 버리고 냉동실에 넣어 얼리면 된다.
★ 언두부를 쓸 때는 전날 미리 꺼내 냉장고에 넣어뒀다가 쓴다.

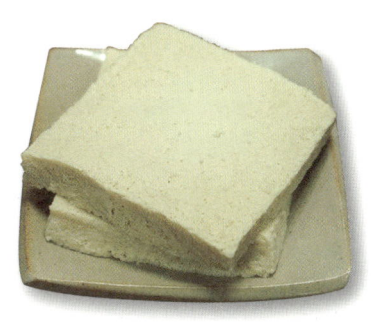

언두부샐러드 만들기

재료 각종 채소, 언두부, 깨소금, 샐러드용 소스

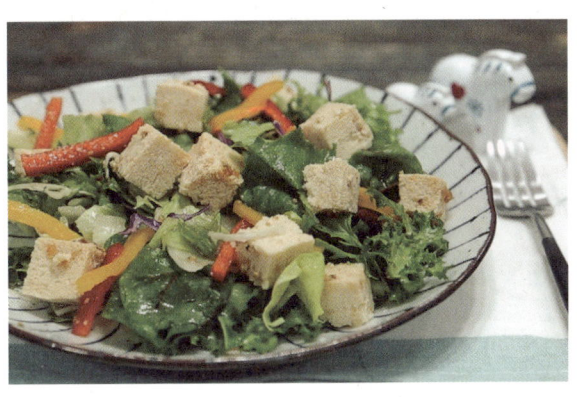

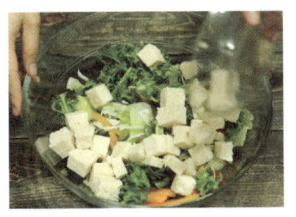

1. 샐러드 채소를 먹기 좋은 크기로 자르고 언두부를 깍둑썰기해 넣는다.

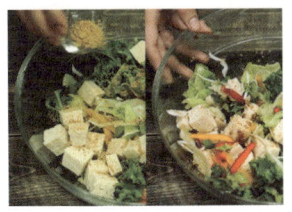

2. 깨소금, 샐러드용 소스를 넣고 고루 버무린다.

언두부청국장 만들기

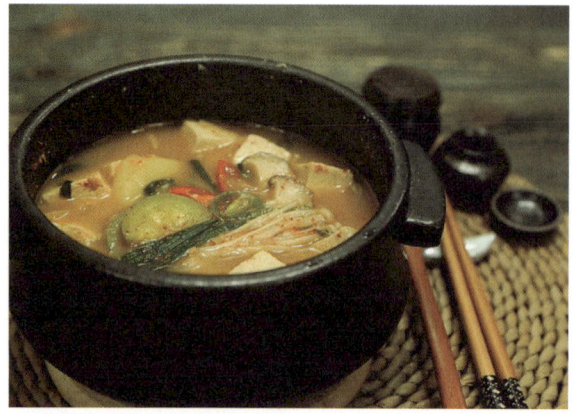

재료 멸치 다시마 우린 육수, 청국장, 언두부, 각종 버섯, 부추, 애호박, 양파

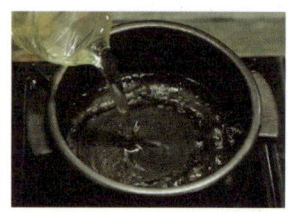

1. 멸치와 다시마로 우려낸 육수를 준비한다.

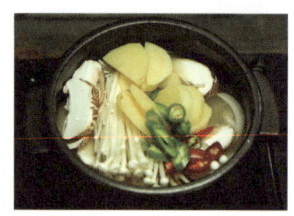

2. 애호박, 감자, 각종 버섯, 양파 등을 넣고 끓인다.

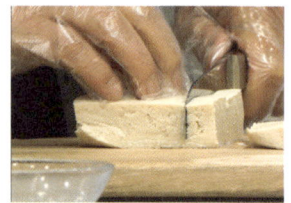

3. 언두부는 냉동실에서 꺼내 해동시킨 뒤 적당한 크기로 썰어 넣어준다.

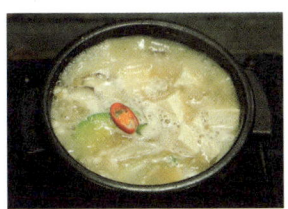
4. 청국장은 모든 재료가 익은 후 마지막에 넣어 5분간만 끓인다.

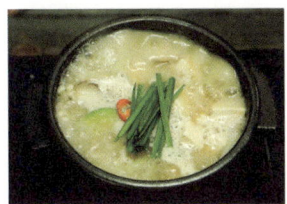
5. 불을 끄고 부추를 넣은 후 뚜껑을 덮어 잠시 두었다가 먹는다.

★ 언두부라고 하면 차게 먹는 음식이라고 생각하기 쉬우나 일반 두부처럼 어떤 요리에도 활용할 수 있다. 뜨끈한 청국장에 넣어 끓여도 두부에 농축된 영양소는 그대로 보존된다. 청국장의 이로운 성분은 장시간 끓이면 파괴되므로 모든 재료를 익힌 후 마지막에 넣어 5분간만 끓여내는 것이 비결이다.

전립선 튼튼 스프링 운동

식단관리와 함께 몸신이 빼놓지 않고 실천하는 생활습관이 바로 운동이다. 운동 중에서도 스쿼트와 원리가 비슷한 전립선 튼튼 스프링 운동을 특히 즐긴다. 허벅지 근육을 강화하고 전립선 주위 혈액순환을 도와 전립선을 튼튼하게 하는 데 도움이 되기 때문이다. 몸신은 79세의 고령에도 스프링 운동을 매일 30회씩 쉬지 않고 한다고 말해 스튜디오를 깜짝 놀라게 만들었다.

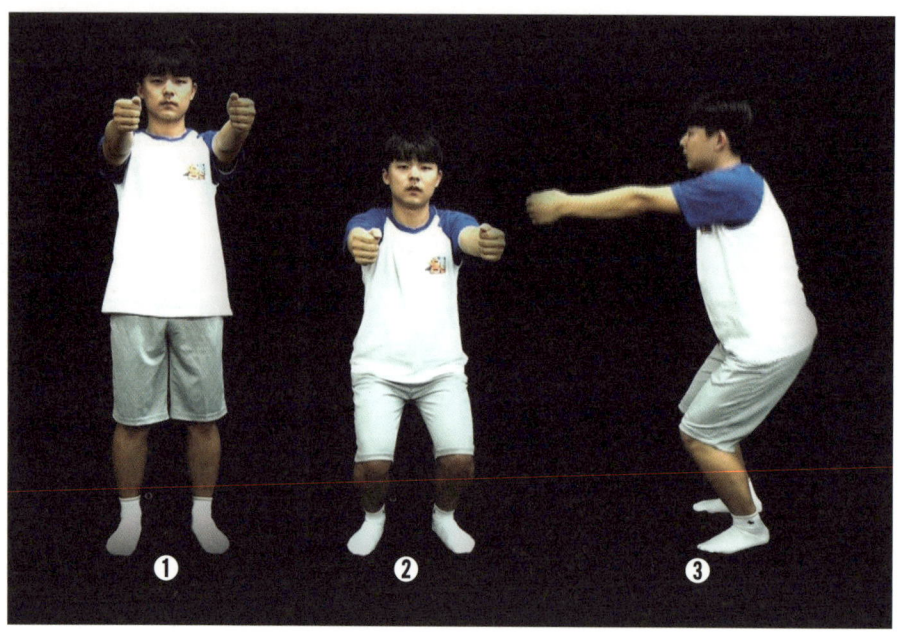

1. 팔을 앞으로 쭉 뻗는다.
2. 하나부터 여섯까지 세면서 천천히 무릎을 굽힌다. 마지막은 완전히 쭈그려 앉는 자세를 취한다.
3. 스프링처럼 일어나는데 역시 하나부터 여섯까지 세면서 무릎을 단계적으로 펴준다. 이 동작을 하루 30회 반복한다.

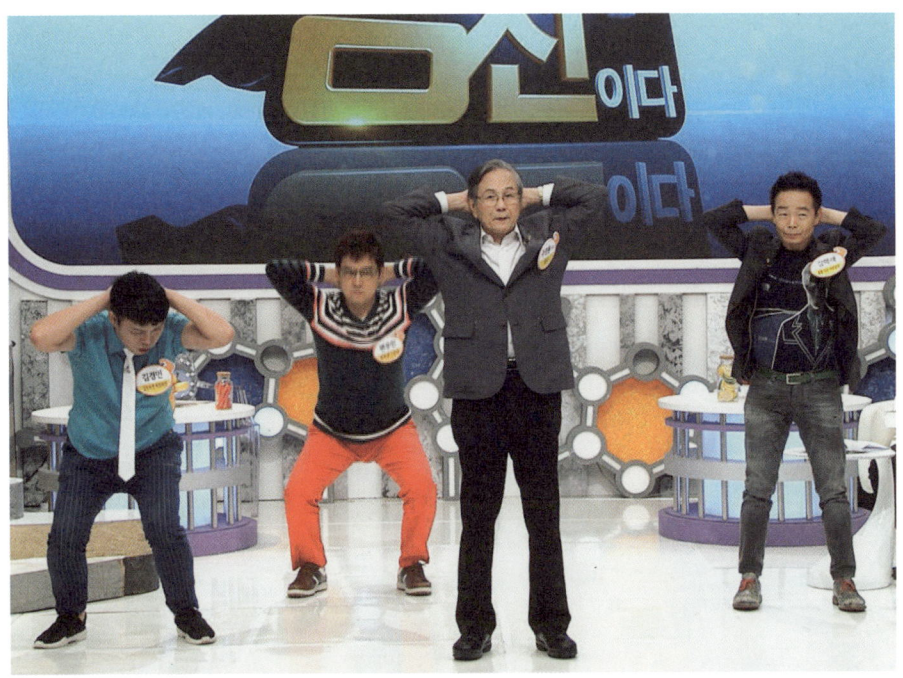

tip

1. 바로 앉았다 일어나는 것이 아니라 하나부터 여섯까지 숫자를 세면서 단계별로 서서히 앉았다 일어나는 것이 핵심!
2. 처음부터 무리하게 시작하지 말고 천천히 개수를 늘려가는 것이 좋다.
3. 허벅지에 힘이 없는 고령의 경우 의자나 책상을 잡고 하는 것이 안전하다.

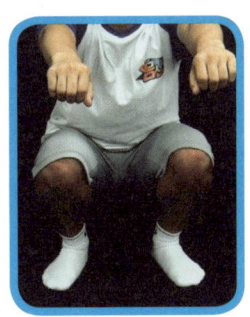 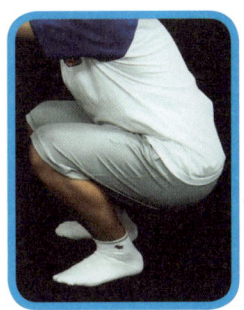

채널A 〈나는 몸신이다〉 98회 췌장암

휴대전화 스캔창을 QR 코드에 대면 해당 동영상을 볼 수 있습니다

암 극복 프로젝트 9

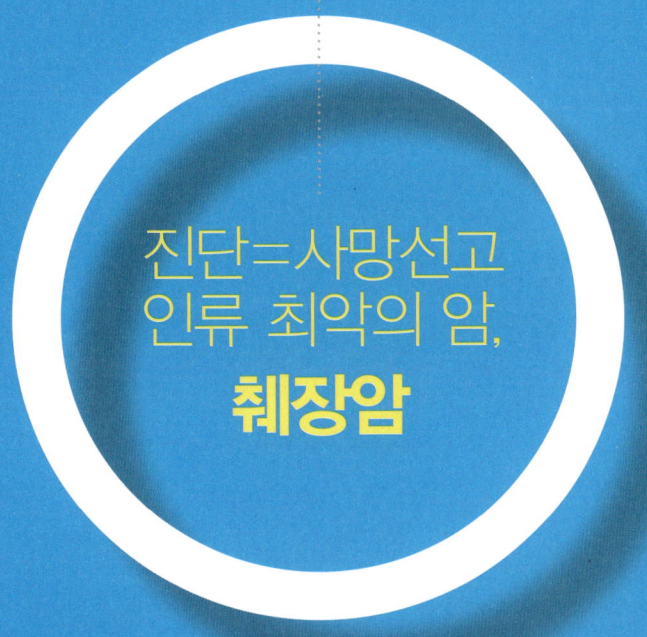

진단=사망선고
인류 최악의 암,
췌장암

생존율 8%의 벽

암 선고는 곧 사망선고를 뜻하던 시절이 있었다. 암 치료 성적이 좋지 않던 시절 이야기다. 최근엔 의학 기술의 발달과 치료법의 진화로 암 생존율이 상당히 높아졌다. 환자들도 "요샌 기술이 좋아 암도 잘 고친다더라"는 믿음으로 치료를 받는 이들이 많다.

그런데 이 희망으로부터 여전히 빗겨나 있는 암이 있다. 암 선고를 사망선고로 받아들일 수밖에 없는 암, 바로 췌장암이다. 세계적인 테너 루치아노 파바로티, 할리우드 스타 패트릭 스웨이지, 애플 창업주 스티브 잡스 등을 사망케

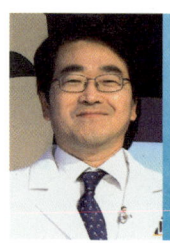

췌장암 명의 한호성 서울대학교 간담췌외과 교수
복강경 내시경을 이용한 췌장 수술을 처음 도입한 명의다. 한국췌장외과연구회 회장을 지내고 대한복강경내시경 외과 이사장, 대한종양학회 이사장을 맡고 있으며 고난도 기술을 요하는 췌장 수술의 성공률을 높이기 위해 다양한 연구 활동에 매진하고 있다.

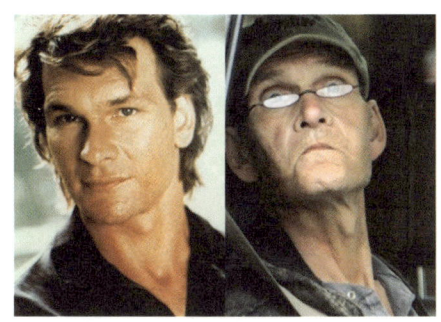
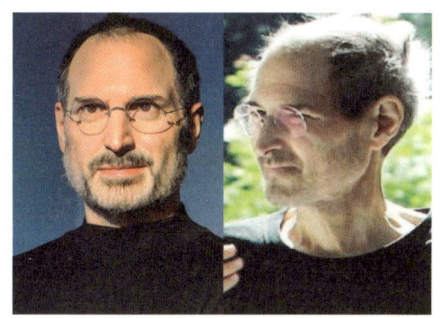

패트릭 스웨이지 췌장암 진단 전후　　　　스티브 잡스 췌장암 진단 전후

패트릭 스웨이지는 2008년 췌장암 진단 후 2009년 사망했다. 스티브 잡스는 췌장암 수술을 받고 간 이식수술까지 하며 투병생활을 이어갔지만 결국 56세의 나이로 생을 마감했다. 췌장암 진단 후 언론에 나타난 두 사람의 모습은 췌장암이 얼마나 무서운 병인지 깨닫게 해주었다.

하면서 더욱 악명을 떨치게 된 암이다.

실제 췌장암과 관련된 수치는 모두 충격적이다. 한국중앙암등록본부에 따르면 매년 5000명 이상의 환자가 발생하는데 이중 생존하는 사람은 단 7~8%에 불과한 실정이다. 매일 15명이 발병해 14명이 사망하는 셈이다. 게다가 암 진단 후 수술이 가능한 사람도 단 20~30%에 불과해 환자의 70%는 수술도 해보지 못한 채 사망에 이르고 만다. 어렵게 수술을 받고 성공적으로 치료를 마친 후에도 넘어야 할 산은 또 있다. 재발이다. 췌장암의 재발률은 무려 80%에 달한다.

가히 인류 최악의 암이라 불릴 만한 수치라고 할 수 있다. 이는 한국만이 아니라 전 세계적으로도 비슷한 상황이다. 생존율 8%의 벽을 넘기란 불가능해 보이기만 하던 무렵 제작진은 그 벽을 넘은 사람들을 만날 수 있었다. 기적이라 불러도 좋고 천운이라 불러도 좋은 이들의 경험을 토대로 췌장암의 공포로부터 벗어날 수 있는 길을 밝혀보고자 한다.

췌장암의 특징

췌장이 우리 몸 어디에서 무슨 일을 하는지, 췌장암 검진은 어떻게 하는지 등 생각보다 췌장암에 관해 모르는 것이 많다. 먼저 췌장이 하는 일부터 살펴보자.

췌장은 약 20cm 길이로 마치 혀를 길게 늘여놓은 듯한 모양의 소화기관이다. 췌장액을 분비해 간, 담도와 함께 우리 몸의 영양소를 소화, 흡수하는 역할을 하는 곳이 바로 췌장이다. 또 혈당을 조절하는 인슐린을 분비하는 역할도 한다.

따라서 췌장의 기능이 떨어지면 당뇨병이 생길 수 있다. 췌장암 역시 췌장이 제 기능을 하지 못해 없던 당뇨병이 생길 수도 있고 원래 있던 당뇨병이 악화되는 증상이 나타날 수도 있다. 물론 당뇨병이 있다고 해서 췌장암의 발병 위험이 높아지는 것은 아니다.

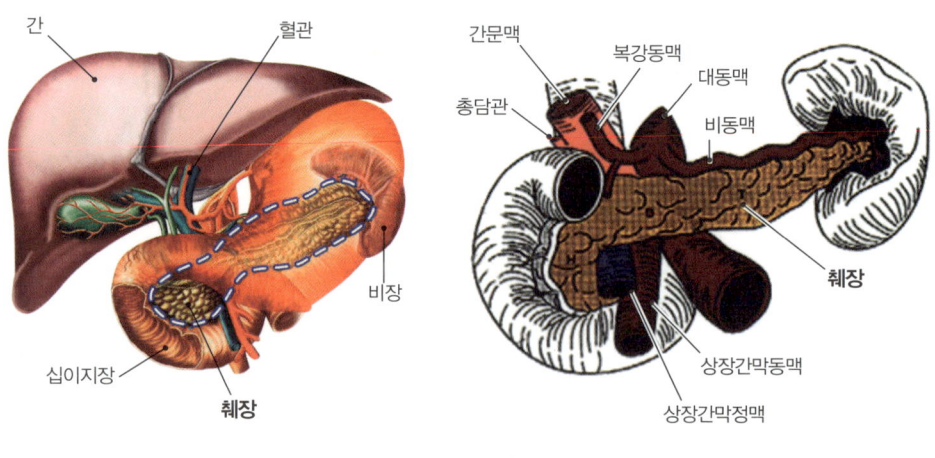

췌장의 위치   췌장 주변의 주요 혈관

생존율 낮고 재발률 높기로 악명 높은 암

그렇다면 췌장암의 생존율이 8%밖에 되지 않는 이유는 무엇일까.

첫째, 진행이 매우 빠르기 때문이다. 췌장에 작은 암 덩어리가 생기면 불과 2~3개월 사이에 급속도로 진행이 된다. 실제 췌장암 1기에서 4기로의 진행이 불과 2~3달, 빠르면 한 달 사이에도 이뤄진다고 하니 손쓸 새도 없이 췌장암 말기에 이를 수 있다. 췌장암 진단을 받은 환자들 가운데 1기에 진단된 경우는 불과 1%, 환자의 약 80%가 3기 이상에서 진단을 받는 것도 이 때문이다.

둘째, 췌장의 위치적 특성 때문이다. 췌장은 간 아래쪽으로 비장, 십이지장과 연결돼 있고 간정맥, 간동맥, 간문맥 등 주요 혈관이 지나는 곳에 자리 잡고 있다. 따라서 이들 혈관을 타고 주변 장기로 빠르게 전이가 진행된다. 게다가 췌장 사이를 지나는 이들 혈관은 생명과 직결되는 혈관이어서 암세포가 이들 혈관이 지나는 곳에서 자라날 경우 수술이 아예 불가능할 수 있다. 실제 10명의 환자 중 수술을 받을 수 있는 환자가 3명에 불과한 것도 이런 이유 때문이다. 그래서 외과의사들 사이에서 췌장암 수술은 무척 까다롭고 난이도 높은 수술로 통한다. 췌장이 주변 장기와 붙어있고 주요 혈관이 많은 위치여서 수술 자체가 힘든데다가 수술 후 합병증의 위험도 높아 사망할 확률 또한 높기 때문이다.

췌장의 두께는 약 2cm에 불과한데 췌장에서 분비되는 췌장액은 성분이 매우 강해서 수술 후 자칫 췌장액이 새어 나오기라도 하면 주변 장기나 혈관을 녹여버리는 위험천만한 상황이 닥칠 수도 있다. 수술 자체도 까다롭지만 수술에 성공해도 합병증의 위험 때문에 결코 마음을 놓을 수 없는 셈이다.

셋째, 재발률이 높기 때문이다. 앞서도 언급한 것처럼 췌장암의 재발률은

80%에 이른다. 췌장과 인근 장기를 모두 제거해도 숨어있던 암세포가 다른 장기로 전이돼 재발할 가능성이 무척 높다. 대개 수술 후 1~2년 사이에 재발하는 것으로 알려져 있다.

암세포 발생 위치에 따라 달라지는 예후

췌장암은 암세포가 생성되는 위치에 따라 증상, 전이되는 장기, 수술 부위 등이 모두 달라진다. 췌장은 크게 머리, 몸통, 꼬리 세 부분으로 나뉘는데 머리 부분은 십이지장, 담낭, 담도와 딱 붙어있다. 그래서 이 머리에 암세포가 생기게 되면 십이지장과 담낭, 담도까지 모두 제거한다. 비장과 연결돼 있는 꼬리 부위에 암세포가 생기면 역시 비장을 함께 절제한다.

췌장암은 전이와 진행이 워낙 빨라 대개 주변 장기를 함께 절제하기 때문에 췌장암 수술을 받은 환자들 가운데 오장육부를 모두 지니고 있는 사람은 없다. 실제 제작진이 인터뷰한 췌장암 환자들은 '저는 삼장육부요', '나는 운이

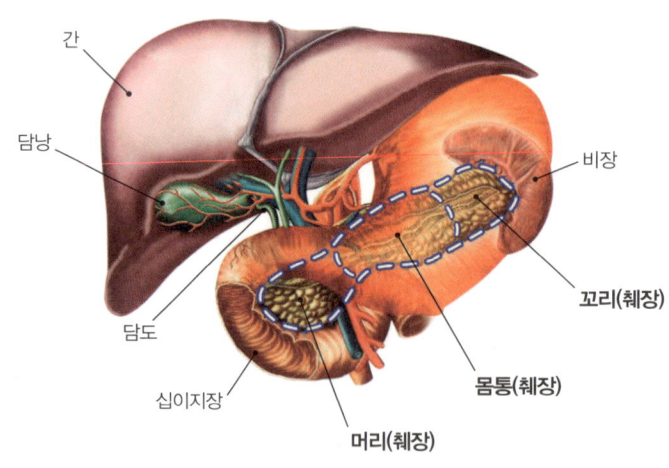

췌장의 모양

좋아 사장입니다'라는 말을 우스갯소리처럼 들려줄 정도였다.

췌장암은 뚜렷한 특징이 없는 비특이적인 증상을 갖고 있지만 암세포가 생기는 위치에 따라 각기 다른 증상을 나타낸다. 췌장 머리 부분에 암세포가 생기면 머리 부분이 커지면서 연결된 담도가 눌리게 된다. 이렇게 되면 십이지장에서 만들어진 담즙이 담도를 통해 빠져나가지 못해 황달이 생긴다.

반면 몸통이나 꼬리 부분에 생기는 암은 증상이 거의 없어서 암이 진행되고 나서야 병원을 찾는 경우가 많다. 게다가 몸통이나 꼬리에 생기는 췌장암은 머리에 생기는 암보다 예후가 좋지 않기도 하다. 그나마 황달 증상이라도 나타나 병원을 찾게 되는 일이 운이 좋은 케이스라고도 할 수 있다.

췌장암의 원인과 증상

췌장암의 증상을 명쾌하게 정리하기는 어렵다. 흔히 황달과 허리 통증, 진갈색 소변 등을 경험했다고 얘기하지만 사람마다 천차만별이고 아무런 증상이 없었다는 이도 적지 않다. 췌장암의 증상을 특정하기는 어려우나 몇 가지 비특이적으로 나타나는 다음 증상에는 각별한 관심을 기울여야 한다.

하나, 소화가 잘 안되거나 가스가 차는 느낌이 들거나 체한 것 같다 : 대개 소화불량으로 생각해 약을 먹거나 위장관 검사만 받기 때문에 진단 시기를 놓치기 쉽다.

둘, 명치끝이 아프거나 허리 통증, 등 통증, 심한 복통이 나타나기도 한다.

셋, 혈당이 오르거나 심한 갈증을 느끼는 등 당뇨병 증상이 나타나거나 심해진다 : 전에 없던 당뇨병이 갑자기 생기면 췌장암을 의심해봐야 한다.

넷, 살이 급격하게 빠진다 : 살이 빠지는 것이 췌장암의 단독 증상은 아니지만 보통 암이 진행되면 살이 급격하게 빠지는 증상이 나타난다.

다섯, 황달이 나타난다 : 암세포가 췌장 머리에 생겼을 때 나타나는 증상으로 꼬리 부분에 생기는 암은 거의 증상이 없다.

여섯, 아무런 증상도 없다 : 안타깝지만 아무런 증상도 없을 수 있다는 사실을 명심해야 한다. 가족력 등 췌장암 위험 인자를 갖고 있다면 적극적으로 검진하는 것이 좋다.

가족력 있거나 흡연하면 고위험군

췌장암의 원인은 아직 정확히 밝혀지지 않았다. 그나마 연관이 있다고 알려진 원인은 가족력과 흡연이다. 췌장암 환자 가운데 췌장암 가족력이 있는 경우는 약 7.8%이므로 직계가족 가운데 환자가 있거나 가족 중 췌장암 환자가 2명 이상 있으면 40세부터 췌장암 검진을 권한다.

흡연도 중요한 요인으로 꼽히는데 흡연자는 비흡연자보다 췌장암이 생길 위험이 2~5배 증가한다. 실제 전체 췌장암 환자의 3분의 1이 흡연자인 것으로 밝혀지기도 했다. 흡연을 하던 사람이 비흡연자만큼 췌장암 발병 위험을 낮추려면 금연 후 10년 이상 소요되는 것으로 알려져 있다.

50세부터 췌장암 검진 시작해야

췌장암은 보통 복부 초음파 검사, 복부 CT(복부 전산화 단층촬영), MRI(자기공명영상) 등을 통해 진단한다. 복부 초음파 검사는 통증이 있거나 황달이 있는 환자에게 담석증 여부를 감별하기 위해 일차 시행하는데 췌장 종양이나 담관 확장, 간 전이 등을 확인할 수 있고 조영제를 사용할 필요가 없는 등의 장점이 있으나 검사자에 따라 정확도에 차이가 있고 비만 정도, 장내 공기 등으로 인한 검사 상의 제약이 단점으로 꼽힌다.

복부 CT는 췌장암을 진단하거나 병기를 측정하는 데 초음파보다 유용한 검사로 검사자에 따른 오류가 적어 병변을 객관적으로 관찰할 수 있고 크기가 작은 암도 발견할 수 있다. CT로도 진단이 정확치 않으면 MRI를 추가하기도 한다.

췌장암을 예방하고 조기 발견하기 위해서는 50세부터 췌장암 검진을 1년에 한 번꼴로 받는 것이 좋다. 가족력이 있으면 이보다 10년 빠른 40세부터 검진할 것을 권한다.

췌장암 이겨낸
기적의 생존자들

췌장암 수술을 받고 생존율 8%의 벽을 넘은 이들이 〈몸신〉 스튜디오를 방문했다. 췌장암 진단부터 극복에 이르기까지, 이들이 들려주는 기적 같은 경험담을 통해 췌장암 극복의 실마리를 찾아보자.

*"단 1%밖에 없다는 췌장암 1기 진단을 받았어요.
의사선생님조차 어떻게 이렇게 일찍 발견한 거냐고 신기해하며
물어볼 정도였으니까요. 빨리 발견한 덕에 수술도 잘 받고 지금까지
12년째 건강하게 살고 있습니다."*

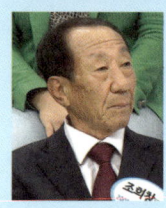

조희창(73세) : 2005년 췌장암 1기 진단
조희창씨는 단 1%에 불과하다는 췌장암 1기 진단을 받은 행운의 인물이다. 간호사 딸의 권유로 매년 정기검진을 받던 중 2006년 췌장암 종양 표지자 수치가 높다는 사실을 알게 됐고 이후 MRI 검진을 통해 췌장암 1기 진단을 받게 됐다. 1기 진단도 쉽지 않은데다가 암세포가 꼬리 부분에서 발생해 증상도 전혀 없는 암이었다. 당시 방사선과 전문의조차 신기해하며 어떻게 이렇게 일찍 췌장암을 발견할 수 있었는지 따로 불러서 물어볼 정도였다고 한다. 조기 진단 덕분에 수술은 성공적으로 마무리됐고, 12년째 재발 없이 건강을 지켜오고 있다.

"췌장암 4기! 수술도 불가능하다고 했습니다.
살겠다는 마음으로 그 독한 항암 치료를 12차례나 받고
마침내 수술까지 받았습니다. 살고자 한다면
기적은 반드시 일어난다고 믿고 있습니다."

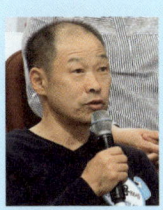

임현용(61세) : 2015년 췌장암 4기 진단

진단 당시 췌장암 4기로 수술불가 판정을 받았던 임현용씨는 1000명에 1명 있을까 말까한 기적의 주인공이다. 췌장 꼬리 부분에 생긴 암이 간과 복막, 비장까지 전이되는 동안 증상은 대수롭지 않았다. 살이 4~5kg 빠졌지만 여름철에 화물차 운전을 하다 보니 땀을 많이 흘린 탓이라고 여겼다. 진단 6개월 전부터 소화가 안 되고 배에 가스가 찬 듯 더부룩한 증상과 함께 설사를 자주 하는 등 소화불량 증상이 있었지만 병원을 찾아 초음파, 엑스레이 검사 등을 해도 별 이상이 없다는 말만 들었다.

췌장암은 초음파로는 진단이 어렵다는 사실조차 모르고 있었다. 암 진단 두 달 전부터는 허리 통증이 심했으나 이 역시 전에 받은 척추수술 탓으로 돌렸다. 그렇게 시간이 흘러 명치 통증이 극심해지고 나서야 종합병원에서 CT 검사를 했고 끝내 췌장암 말기 진단을 받았다.

수술은 불가능한 상태여서 항암 치료를 시작한 임현용씨는 독한 항암 치료를 12차례나 이겨냈다. 치료를 받을 때마다 암세포가 줄어드는 기적이 일어나고 있었다. 쇠붙이라도 씹어 먹을 수 있다면 먹겠다는 의지로 항암 치료를 버텨낸 끝에 기적적으로 암세포가 줄어들면서 2016년

수술을 받을 수 있게 됐다. 수술 다음날부터 간호사와 아내의 부축을 받아 병원 복도를 걸으며 운동을 시작할 만큼 강렬한 의지로 췌장암을 이겨내고 있다. 수술 후 체중도 회복해 남은 치료를 잘 받고 있다는 임현용씨는 하루하루 기적을 만들어가고 있다.

"아버지가 췌장암으로 진단 한 달 만에 돌아가셨어요.
그래서 혹시 하는 마음에 검사를 했는데 그 덕분에 진단을
빨리 받았던 것 같아요. 가족력이 있다면
미루지 말고 꼭 검사를 받아보라고 권하고 싶어요."

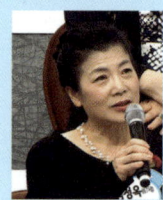

김정옥(67세) : 2012년 췌장암 진단
아버지가 췌장암 진단을 받고 한 달 만에 돌아가시자 가족력을 의심하던 김정옥씨는 5년 후 CT 검사를 통해 췌장암 진단을 받았다. 꼬리 부분에 암세포가 자라고 있었으나 아무런 증상이 없었다. 다행히 췌장암 초기여서 수술로 췌장, 비장, 담낭을 제거한 후 5년째 재발 없이 생활하고 있다.

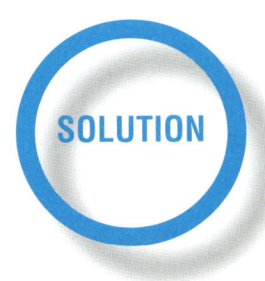

SOLUTION 생존율 8%의 벽을 넘은 췌장암 극복 밥상

췌장암의 낮은 생존율을 뛰어넘은 몸신이 있다. 2009년 췌장암 2기 진단 후 수술을 받고 7년째 건강하게 살고 있는 박경희 몸신이다. 박경희 몸신은 췌장암 진단 전 이미 두 번이나 암 진단을 받은 바 있다. 2005년 유방암, 2006년 자궁경부암으로 수술까지 했고 이들 암 때문에 정기검진을 하다가 췌장암을 발견했다.

한 번도 아닌 무려 세 번의 암, 게다가 췌장암까지 발견된 후에는 삶이 여기까지라며 포기할 마음을 먹기도 했다. 하지만 췌장암은 수술을 할 수 있는 것

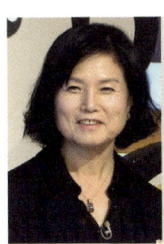

몸신 박경희(59세)
2005년 유방암, 2006년 자궁경부암에 이어 2009년 췌장암 2기 진단을 받았으나 세 번의 암을 모두 극복하는 데 성공했다.

만으로도 큰 행운이라는 주치의 말에 다시 용기를 냈다. 병원에서 권하는 대로 수술과 치료를 시작하는 한편 건강밥상을 개발하고 운동에 몰두했다. 그렇게 하루하루 삶의 의지를 키우며 노력한 끝에 결국 기적적인 생존자에 포함됐다. 유방암, 자궁경부암에 이어 췌장암까지 극복하는 기적을 일군 박경희 몸신의 밥상을 공개한다.

공개! 몸신의 췌장암 치유식

소화 잘 되고 혈당 조절에도 좋은 마샐러드와 마식혜

모든 암 수술이 마찬가지지만 췌장암 수술 후에는 특히 소화 흡수 능력이 떨어져 고통스럽다. 항암 치료를 하거나 암의 재발을 막기 위해서는 무엇보다 잘 먹는 것이 중요한데 소화할 수 없으니 먹는 일이 두렵다고까지 한다. 게다가 췌장암은 인슐린을 분비하는 췌장을 제거하기 때문에 혈당 조절에도 문제가 생긴다. 박경희 몸신 역시 소화도 안 되는데다 혈당까지 300 가까이 치솟아 약으로도 혈당 조절이 쉽지 않은 상태였다.

소화에 부담 없으면서 혈당 조절에도 도움이 되는 음식을 찾다가 발견한 것이 바로 마였다. 그리고 마를 가장 손쉽게 해먹을 수 있는 방법으로 생각한 것이 샐러드와 식혜였고 바로 만들어 먹기 시작했다.

▶**마의 효능** 마를 자르면 단면에서 끈적끈적한 성분이 흘러나온다. 이것이 당단백질의 일종인 뮤신인데 이 뮤신은 단백질의 흡수를 촉진하고 위벽을 보호하는 장내 윤활제 역할을 한다. 또 마에는 단백질 분해효소인 디아스타아제

가 무보다 약 2~3배 많아 소화에도 큰 도움이 된다. 따라서 마는 소화 흡수가 잘 되지 않는 암 환자나 소화능력이 떨어지는 고연령층의 영양식으로 적합하다.

무엇보다 마는 혈당 지수가 낮아 혈당을 서서히 올리는 효능이 있다. 한의학에서는 마를 산약으로 부르며 산에서 나는 장어라고 할 만큼 영양가 높은 식재료로 친다. 〈본초강목〉에는 '신장과 기를 보하고 비장과 위를 건강하게 하며 이질과 설사를 멎게 한다'고 돼있는데 한의학에서 말하는 비위가 바로 췌장에 해당한다.

▶**파프리카의 효능** 비타민은 물론 칼슘과 인 등 각종 영양소가 풍부한 파프리카는 색깔에 따라 맛과 효능이 달라진다. 빨간색은 리코펜이 풍부해 암세포의 생성을 막아주고, 주황색은 냄새가 적고 단맛이 많아 주스로 갈아 마시기에 가장 좋다. 노란색은 비타민 C와 철분이 풍부해 암 수술 후 빈혈과 어지럼증을 호소하는 환자들에게 효과적이다.

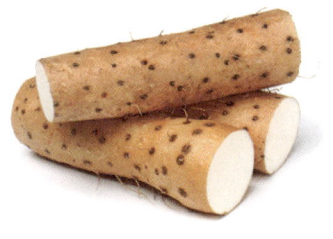

마

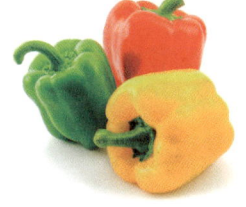

파프리카

마샐러드 만들기

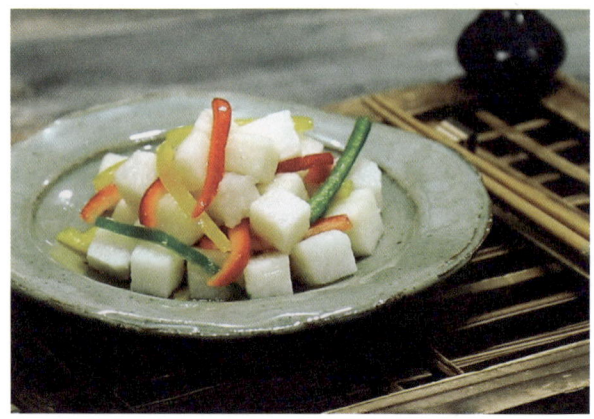

재료 마, 파프리카(빨강, 노랑, 초록), 살구 발효액

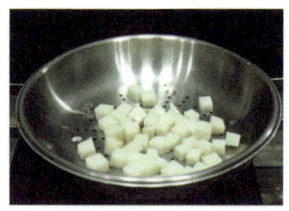

1. 마 ⅓개의 껍질을 벗긴 뒤 깍둑썰기해서 찜통에 5분 간 찐다. 마를 찌면 감자처럼 먹기 편해진다. 하지만 장시간 가열하면 뮤신이 파괴될 수 있으므로 5분을 넘기지 않도록 주의한다.

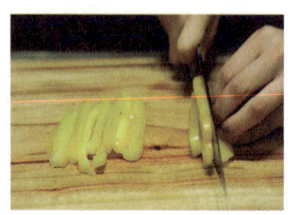

2. 마를 찌는 동안 파프리카를 먹기 좋게 썰어준다.

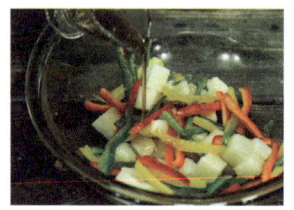

3. 쪄낸 마와 파프리카를 접시에 담고 살구 발효액을 뿌린다. 샐러드 드레싱은 살구 발효액 외에 취향에 맞게 사용하면 된다.

마식혜 만들기

재료 고두밥 ½공기, 엿기름 ½되(900g), 유기농 설탕, 마 간 것 500ml(마 13~14개 분량)

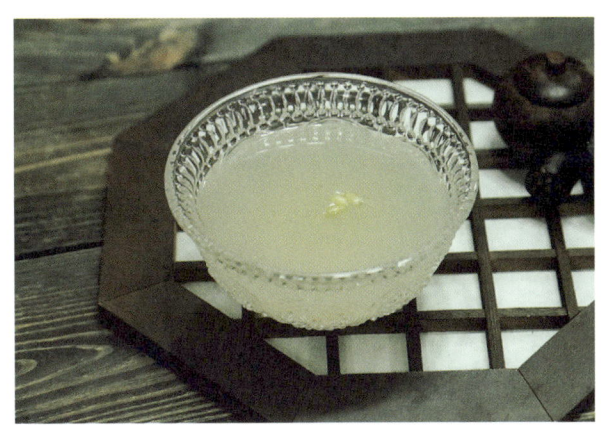

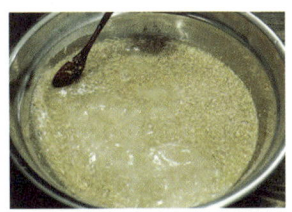
1. 물에 엿기름을 풀어 잘 섞은 후 10분 정도 불려둔다. 엿기름 속 맥아당 역시 소화를 촉진하고 맥아당 속 아밀라아제가 천연 소화효소 역할을 한다.

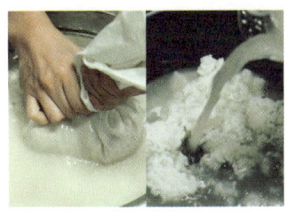
2. 보자기에 엿기름물을 넣고 주물러 짠 다음 30분간 실온에 보관한다. 전기밥솥에 고두밥과 갈아둔 마를 넣는다.

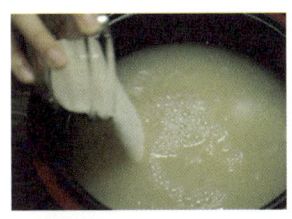
3. 유기농 설탕 170g과 30분간 실온에 두었던 엿기름물을 붓는다. 설탕은 되도록 적게 쓰고 엿기름으로 단맛을 내는 것이 좋다.

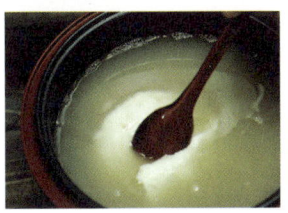
4. 모든 재료를 잘 섞은 후 밥솥을 보온상태에서 8시간 두면 완성된다. 엿기름으로 만든 식혜의 당도는 5%(과일주스의 당도 약 10%) 이하로 혈당을 빨리 높이지 않으면서 몸의 에너지를 유지하는 데 유리하다.

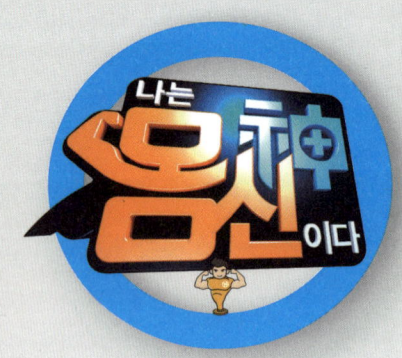